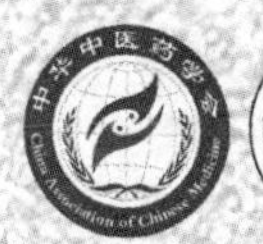

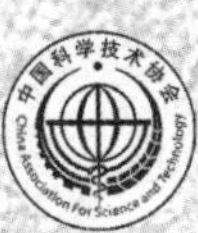

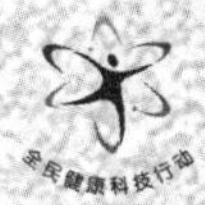

“十二五”国家科技支撑计划重点课题
中成药安全合理用药评价和干预技术研究与应用

消化疾病安全用药手册

中华中医药学会 组 编

魏 玮 主 编

科 学 出 版 社

北 京

内 容 简 介

本书是“十二五”国家科技支撑计划重点课题“中成药安全合理用药评价和干预技术研究与应用”的研究成果之一。全书分为两部分，总论部分从中成药的源流、剂型、类别、应用、管理等方面进行系统介绍。各论部分系统归纳了消化系统的中成药使用。以脾胃系常见疾病为纲，通过典型案例叙述和分析，指引读者认识疾病特点，准确诊断，判断常见证型；结合药物种类与剂量全面分析，推荐常用中成药，掌握安全用药剂量和服法。可读性与实用性强，为临证安全合理使用中成药奠定基础。

本书可供医务人员和广大中医药爱好者参考阅读。

图书在版编目(CIP)数据

消化疾病安全用药手册 / 魏玮主编；中华中医药学会组编.

—北京：科学出版社，2015.6

“十二五”国家科技支撑计划重点课题

ISBN 978-7-03-045068-5

Ⅰ.消… Ⅱ.①魏… ②中… Ⅲ.消化系统疾病－用药法－手册 Ⅳ.R570.5-62

中国版本图书馆CIP数据核字(2015) 第131538号

责任编辑：鲍　燕 / 责任校对：张怡君

责任印制：肖　兴 / 封面设计：王　浩

科学出版社 出版

北京东黄城根北街16号

邮政编码：100717

http://www.sciencep.com

新科印刷有限公司 印刷

科学出版社发行　各地新华书店经销

*

2015年6月第 一 版　开本：B5（720×1000）

2015年6月第一次印刷　印张：9 1/2

字数：190 000

定价：35.00元

（如有印装质量问题，我社负责调换）

"十二五"国家科技支撑计划重点课题

中成药安全合理用药评价和干预技术研究与应用

总编委会

总 主 编

李俊德　曹正逵　谢　钟　洪　净

温长路

副总主编

王　奕　裴晓华　方建国　刘更生

编　　委（按姓氏笔画排序）

王　奕　王小岗　方建国　刘更生

苏惠萍　李　怡　李邻峰　李国辉

李俊德　张书信　赵　丽　侯　丽

洪　净　徐荣谦　高　颖　曹正逵

曹俊岭　温长路　谢　钟　雷　燕

裴晓华　薛晓鸥　魏　玮

编委会办公室

郭希勇　郭继华

本书编委会

主　　编

魏　玮

编写人员（按姓氏笔画排序）

王　欣　　王贵澍　　史海霞　　刘燕君

苏晓兰　　李依洁　　宋熠林　　张旖晴

郭　宇　　魏茹涵

总前言

中医采用成药治病的历史非常悠久，内容十分丰富。在历代中医古籍记载的数以万计的方剂中，从剂型角度看有大量的成药方。即使是汤方，有许多也可以根据需要加工制作成成药。这些成药方经过长期的应用、积累、演变和发展，形成了丰富多彩的中成药种类。如大家熟知的六味地黄丸、大活络丹、藿香正气水、伤湿止痛膏等。我们现在所说的中成药，是指由国家相关部门批准生产的中药成品药，必须具备明确的药品名称、规格、组成（保密品种除外）、功效、适应证、用法、禁忌、注意事项、生产厂家、生产日期、有效日期、生产批号、批准文号等，产品说明名实相符。

中成药具有组方固定、用途明确、服用便捷、适用面广、性质稳定、易于贮存、携带方便等特点。既可备以应急，也便于长期服用。此外，中成药大都消除了汤剂的不良气味，减少了服药之苦，因而易于被患者接受。必须强调的是，中成药是中医防治疾病的重要方法之一，既要在中医理论指导下加工制作，也要在中医理论指导下正确使用。

本丛书既是“十二五”国家科技支撑计划重点课题“中成药安全合理用药评价和干预技术研究与应用”的研究成果，也为继续深化和促进安全用药知识教育与传播，为提高公众安全合理使用中成药的意识和水平，提供参考帮助。丛书定位于科普化，重点解决哪些是适宜向公众传播的用药知识，以及如何去传播这些知识。既可针对医务人员进行安全合理用药科普相关知识的培训，辅助医务工作者在日常药学服务过程中针对公众开展安全合理用药科普宣传；也能够供有一定知识水平的公众自主学习，提供安全合理用药的知识和实用技能。

本丛书的编写和组织工作，由中华中医药学会继续教育与科学普及部组织具有科普实践经验的药学专家和科普专家，将药学专业知识进行科普化加工编写而成，具有科学性、权威性、可读性和实用性。中华中医药学会继续教育与科学普及部，十分重视中医药行业公益性创新课题的研究与新成果的推广，多年来以“立足于中医，面向大众”为主要指导思想，积极参加科协组织的全国性科普活动，并发挥自身优势，通过举办科普讲座、编写科普书籍、开展健康咨询及义诊等多种形式，让中医走进千家万户，让百姓了解中医，认识中医。相信这部丛书的推出，一定会为中医药行业从业人员知识的丰富、为广大读者健康养生事业的推进、为中医药服务于国计民生的大局做出积极的贡献！

丛书总编委会

2015 年 5 月

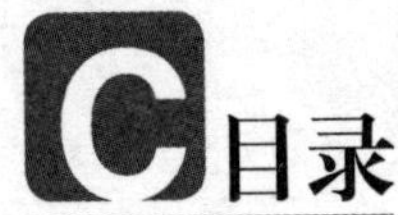

目录

附录 中成药药名索引

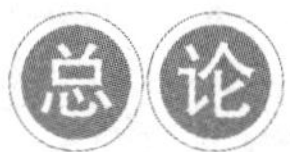

中成药安全合理用药概述

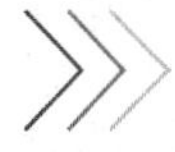

中成药概说

1. 什么是中成药

中成药是根据中医成方将中药饮片加工制作的成品药，也就是通常所说的丸散膏丹等剂型的药物，如大家熟知的六味地黄丸、大活络丹、藿香正气水、伤湿止痛膏等。一般来说，中成药是与针对某人按照处方煎煮的汤药相对而言的，中成药提前制备而成，随时可用。

我们现在所说的中成药，是指由国家相关部门批准生产的中药成品药，必须具备明确的药品名称、规格、组成（保密品种除外）、功效、适应证、用法、禁忌、注意事项、生产厂家、生产日期、有效日期、生产批号、批准文号等，产品与说明名实相符。

中成药具有组方固定、用途明确、服用便捷、适用面广、性质稳定、易于贮存、携带方便等特点。既可备以应急，也便于长期服用。此外，中成药大都消除了汤剂的不良气味，减少了服药之苦，因而易于被患者接受。

但必须强调的是，中成药是中医防治疾病的重要方法之一，既要在中医理论指导下加工制作，也要在中医理论指导下正确使用。

2. 中成药发展简史

中医采用成药治病的历史非常悠久，内容十分丰富。在历代中医古籍记载的数以万计的方剂中，从剂型角度看有大量的成药方。即使是汤方，有许多也可以根据需要加工制作成成药。这些成药方经过长期的应用、积累、演变和发展，形成了丰富多彩的中成药种类。

中成药的起源现可以追溯到夏商时期，在甲骨文中就有以芳香药物酿制鬯酒的记载，既是最早的酒剂，也可以看作是具有保健作用的中成药。

长沙马王堆汉墓出土的《五十二病方》，记载了先秦时期用于治疗 52 种疾病的 283 个药方，尽管这些方剂还没有名字，但丸、散、饼、曲、酒、油膏、丹、胶等剂型已经具备了。

我国现存最早的医学典籍《黄帝内经》治病以针刺为主，其中还记载了 13 首方剂，其中9种为成方制剂，包括丸、丹、膏、酒等，而且已经有了名称。

《神农本草经》是我国现存第一部药学专著，不仅奠定了中药学的理论基础，而且对药物的四气、五味、配伍、剂型、服药时间及方法、药物采制与加工等有了明确的记载。

东汉末年，著名医家张仲景撰写了《伤寒杂病论》，无论在方剂数量还是剂型上都有了很大的发展，被后世称为“方书之祖”。后人将该书整理成为《伤寒论》和《金匮要略》两书，其中《伤寒论》载方113首，《金匮要略》载方262首，包括60多首成药方，如五苓散、乌梅丸、理中丸、肾气丸、麻子仁丸等至今仍在应用。此外，书中还记载了蜜丸剂、浓缩丸剂、散剂、酒剂、阴道栓剂、洗剂、浴剂、熏烟剂、滴耳剂、软膏剂、灌肠剂等多种剂型，不仅丰富了中医治病手段，而且为后世中成药的发展奠定了坚实基础。

东汉魏伯阳的道教著作《周易参同契》，托易象而论炼丹，以求长生不老。其中所言外丹，对推动中药丹剂的应用和发展产生了较大影响。

晋代，葛洪编写的《肘后备急方》载方101首，其中成药方占了半数以上，并且首次使用了“成剂药”一词，与我们今天所说的成药含义一致。在成药组方与制作方法上也有了新的发展，如采用羊肝配伍黄连用于治疗眼疾的羊肝丸，疗效较好。此外，还收载了蜡丸、灸剂、熨剂等剂型。葛洪还著有《抱朴子》一书，其中涉及多种丹剂的制作。

唐代，孙思邈在《备急千金要方》和《千金翼方》中分别收载了药方5300余首和2200余首。其中著名的紫雪丹、定志丸、磁朱丸等沿用至今，且各种剂型俱备。此外，《千金要方》设有“万病丸散”一门，选通治诸病成方13首，详言成药辨证应用方法。王焘《外台秘要方》收方6800余首，成药方有苏合香丸、五加皮酒等传世。

宋代，文化昌明，印刷术的发明与应用大大促进了方药知识的传播。政府不仅主持编纂《太平圣惠方》《圣济总录》等大型方书，而且还设立熟药所，后更名惠民和剂局，专门从事成药的生产与销售。《太平惠民和剂局方》是根据其配制成药的处方，由陈师文等汇编而成的方书，收载成药788种，许多成方沿用至今，如二陈丸、十全大补丸、逍遥散、参苓白术散、藿香正气散、至宝丹、小活络丹等，对后世影响较大。钱乙《小儿药证直诀》根据小儿特点，大量使用成药，著名的六味地黄丸即为钱乙根据金匮肾气丸化裁而成。此外，严用和《济生方》中的归脾丸、许叔微《普济本事方》中的四神丸等均为名著于世的成药方。

金元时期，名医辈出，流派纷呈，诸医家创制了不少各具学术特色的成药方。如刘完素的防风通圣丸、六一散，张从正的木香槟榔丸、禹功散，李杲的补中益气汤（丸）、清暑益气丸、朱砂安神丸，朱丹溪的大补阴丸、左金丸、保和丸、越鞠丸等，均流芳至今。

明代，中药成方制剂进一步发展，记载成方的中医药著作颇多。如《普济方》《本草纲目》等大型方药著作，载录成药方众多，涉及剂型数十种，几乎囊括了古今各种成药种类。此外，王肯堂《证治准绳》中的二至丸、四神丸、五子衍宗丸，陈实功《外科正宗》中的冰硼散、如意黄金散、保安万灵丹，张介宾《景岳全书》中的左归丸、右归丸、人参健脾丸，龚云林《寿世保元》中的乌鸡白凤丸、艾附暖宫丸等成药，均功效显著，堪称精品。

清代，知名的成药见于温病、外科、喉科等。如《温病条辨》中的银翘散、安宫牛黄丸，《外科全生集》中的醒消丸、西黄丸，《医宗金鉴》中的龙胆泻肝丸、一捻金，《重楼玉钥》中的养阴清肺丸等，均有重要影响。此外，吴尚先《理瀹骈文》专言外治，其中所用大多为成药。

新中国成立之后，党和政府高度重视中医药事业的继承和发扬，整理编纂了大量成药处方集，并制定了一系列相应的政策与措施，使得中成药的研制与生产逐步走向规范化、法制化。近几十年来，中成药的发展更加迅猛，在新剂型的开发与应用、中成药安全性研究、中成药作用机制研究与新药研制等方面都取得了举世瞩目的成就。

20 世纪 90 年代以来，我国的中药产业已初具规模，且被列为国家高新技术行业，发展成为我国国民经济的支柱产业之一，在临床和科研方面也都取得了显著成果。

中成药的剂型

中成药传统剂型种类繁多，是我国历代医药学家长期实践的经验总结。近几十年来，随着中成药发展水平及临床应用的不断提高，中成药剂型的基础研究取得了较大进展，研制开发了大量新剂型，进一步扩大了中成药的使用范围。

中成药的剂型不同，作用特点亦不同，使用后产生的疗效、持续的时间、作用的特点亦有所差异。因此，正确选用中成药，首先要了解中成药的常用剂型及其特点。

中成药剂型可分为固体、半固体、液体和气体四大类。

1. 固体制剂

固体剂型是中成药最常用的剂型，这类剂型形态稳定，便于携带，使用方便。

散剂

散剂是将原料药材经粉碎，均匀混合而制成的粉末状制剂。散剂作为传统剂型之一，按给药途径可分为内服散剂和外用散剂。散剂的特点是：分散度大，起效迅速，剂量可随病症调整，尤其适用于婴幼儿、老人；制备简单，对溃疡、外伤等能起到收敛保护的作用；表面积大，一般其嗅味、刺激性、吸湿性及化学活性等表现强烈，挥发性成分易散失；散剂的口感较差，剂量大的也会造成服用困难。

颗粒剂

颗粒剂是将药材提取物与适宜的辅料或饮片细粉制成具有一定粒度的颗粒状制剂。根据辅料不同，可分为无糖颗粒剂型和有糖颗粒剂型。中药颗粒剂剂型始于我国 20 世纪 70 年代，当时称为冲剂。颗粒剂是在汤剂、散剂、糖浆剂、酒剂等前提剂型的基础上发展起来的新剂型。其优点：吸收快，见效迅速；剂量小，口感好，可调色、香、味，尤其适合儿童服用；生产设备简单，易操作；服用、携带、储藏和运输方便。但是相对来说，颗粒剂的成本较高，且具有容易吸潮结块、潮解的缺点。

胶囊剂

胶囊剂是将原料药材用适宜方法加工后，填充于空心胶囊或密封于软质囊材中的制剂。根据胶囊材质不同，可分为硬胶囊、软胶囊（胶丸）和肠溶胶囊等。胶囊剂主要供口服使用，主要特点是：掩盖药物不良气味，提高药物稳定性；药物的生物利用度高，能在胃肠道中迅速分散、溶出和吸收。

丸剂

丸剂是将饮片细粉或提取物加适宜的黏合剂或其他辅料制成的球形或类球形制剂。根据制备方法和辅料的不同，分为蜜丸、水蜜丸、水丸、糊丸、蜡丸、浓缩丸、滴丸等多种类型，主要供内服使用。其中，蜜丸根据大小可分为大蜜丸、小蜜丸。水蜜丸较蜜丸含蜜量少。水丸崩解较蜜丸快，便于吸收。糊丸释药缓慢，适用于含毒性成分或药性剧烈成分的成药方。蜡丸缓释、长效，且可达到肠溶效果，适合毒性和刺激性较大药物的成药方。浓缩丸服用剂量较小。滴丸剂系指药材经适宜的方法提取、纯化、浓缩，并与适宜的基质加热熔融混匀后，滴入不相混溶的冷凝液中，收缩冷凝而制成的球形或类球形制剂。滴丸剂服用方便，可含化或吞服，起效迅速。

片剂

片剂是将药材提取物，或药材提取物加药材细粉，或药材细粉与适宜辅料混匀压制成的圆片状或异形片状的剂型。主要供内服，也有外用或其他特殊用途者。按药材的处理过程可分为全粉末片、半浸膏片、浸膏片、提纯片。片剂具有溶出度及生物利用度较高；剂量准确，药物含量差异较小；质量稳定；服用、携带、运输和贮存较方便等特点。

胶剂

胶剂是以动物的皮、骨、甲、角等为原料，用水煎取胶质，浓缩成稠胶状，经干燥后制成的固体块状内服制剂。胶剂多为传统的补益药，一般烊化兑服。

栓剂

栓剂是将药材提取物或药材细粉与适宜基质混合制成供腔道给药的制剂。栓剂在常温下为固体，纳入人体腔道后，在体温下能迅速软化熔融或溶解于内分泌液，逐渐释放药物而产生作用。既可作为局部用药剂型又可作为全身用药剂型。全身用药时，不经过胃，且无肝脏首过效应，因此生物利用度优于口服，对胃的刺激性和肝的毒副作用小，尤适合不宜或不能口服药物的患者。

丹剂

丹剂是将由汞及某些矿物药，在高温条件下烧炼制成的不同结晶形状的剂型。丹剂大多含汞，因毒性较强，只宜外用。

贴膏剂

贴膏剂是将药材提取物、药材细粉等与适宜的基质制成的供皮肤贴敷，可产生局部或全身性作用的一类片状外用制剂。包括橡胶膏剂、凝胶膏剂（即原巴布膏剂）和贴剂等。贴膏剂用法简便，兼有外治和内治的功能。近年来发展起来的凝胶膏剂，是将药材提取物、药材细粉等与适宜的亲水性基质混匀后，涂布于背衬材料上制成的贴膏剂。与传统的中药贴膏剂相比，能快速、持久地透皮释放基质中所包含的有效成分，具有给药剂量较准确、吸收面积小、血药浓度较稳定、使用舒适方便等优点。

涂膜剂

涂膜剂是将药材提取物或药材细粉与适宜的成膜材料加工制成的膜状制剂。可用于口腔科、眼科、耳鼻喉科、创伤科、烧伤科、皮肤科及妇科等。作用时间长，且可在创口形成一层保护膜，对创口具有保护作用。一些膜剂，尤其是鼻腔、皮肤用药膜亦可起到全身作用。

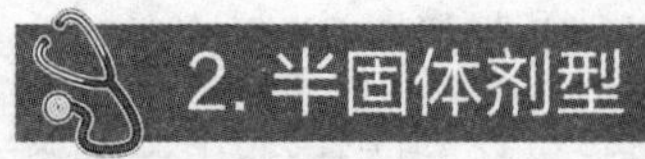

2. 半固体剂型

煎膏剂

煎膏剂是将药材加水煎煮，取煎煮液浓缩，加炼蜜或糖（或转化糖）制成的稠厚状半流体制剂。适用于慢性病或需要长期连续服药者，传统的膏滋即属于此类剂型。煎膏剂以滋补作用为主，兼具治疗作用。

软膏剂

软膏剂是将药材提取物或药材细粉与适宜基质混合制成的半固体外用制剂。常用基质分为油脂性、水溶性和乳剂。

凝胶剂

凝胶剂是将药材提取物与适宜的基质制成的，具有凝胶特性的半固体或稠厚液体制剂。按基质不同可分为水溶性凝胶和油性凝胶。适用于皮肤及体腔如鼻腔、阴道和直肠给药。

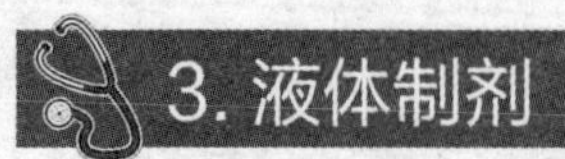

3. 液体制剂

合剂

合剂是将饮片用水或其他溶剂，采用适宜方法提取制成的口服液体制剂。合剂是在汤剂基础上改进的一种剂型，合剂比汤剂浓度高，服用剂量小，易吸收，且能较长时间贮存。

口服液

口服液是在合剂的基础上，加入矫味剂，按单剂量灌装、灭菌制成的液体制剂。口感较好，易于接受，近年来无糖型口服液逐渐增多。

酒剂

酒剂是将中药饮片或粗粒用蒸馏酒提取制成的澄清液体制剂。酒剂较易吸收，小儿、孕妇及对酒精过敏者不宜服用。

酊剂

酊剂是将原料药物用规定浓度的乙醇提取或溶解而制成的澄清液体制剂。有效成分含量高，使用剂量小，易于保存。小儿、孕妇及对酒精过敏者不宜服用。

糖浆剂

糖浆剂是含药材、药材提取物或芳香物质的浓蔗糖水溶液。因含有糖或芳香性矫味剂，可掩盖药物的苦味或其他不良气味，较适宜儿童使用，但糖尿病患者慎用。

注射剂

注射剂是将药材经提取、纯化后制成的供注入体内的溶液、乳状液及供临用前配制成溶液的粉末或浓溶液的无菌制剂。药效作用迅速，适用于不宜口服给药的药物，不宜口服的病人；可使药物发挥定位定向的局部作用，便于昏迷、急症、重症、不能吞咽或消化系统障碍患者使用。

4. 气体剂型

气体剂型主要为气雾剂。气雾剂是将药材提取物、药材细粉与适宜的抛射剂共同封装在具有特殊阀门装置的耐压容器中，使用时借助抛射剂的压力将内容物喷出呈雾状、泡沫状或其他形态的制剂。其中以泡沫形态喷出的可称泡沫剂。不含抛射剂，借助手动泵的压力或其他方法将内容物以雾状等形态喷出的制剂为喷雾剂。气雾剂可直达吸收或作用部位，具有速效和定位作用；药物不易被微生物污染，使用方便，剂量准确，同时避免了胃肠道给药的副作用。可用于呼吸道吸入、皮肤、黏膜或腔道给药。

以上各类剂型，有时也将西药与中药联合组方。由于含西药成分的中成药并不普遍，且西药成分易被忽略，在应用时当加以注意。

中成药的类别

中成药的种类很多，根据不同的需求，有功效、病症、方名、剂型等不同分类方法。从应用的角度讲，最便于把握的是按功效分类。根据功效，中成药可分为以下 20 类。

1. 解表剂

解表剂以麻黄、桂枝、荆芥、防风、桑叶、菊花、柴胡、薄荷、豆豉等药物为主组成，具有发汗、解肌、透疹等作用，主要用以治疗表证。解表剂分为辛温解表、辛凉解表和扶正解表三类。临床以恶寒发热、舌苔薄白或黄、脉浮等为辨证要点。适用于普通感冒、流行性感冒、上呼吸道感染、扁桃体炎、咽炎等病症。

辛温解表剂

适用于外感风寒表证。症见恶寒发热、头项强痛、肢体酸痛、口不渴、无汗或汗出而仍发热恶风寒、舌苔薄白、脉浮紧或浮缓等。常用药如感冒清热颗粒、九味羌活丸、小儿感冒退热糖浆、川芎茶调散（丸）等。

辛凉解表剂

适用于外感风热表证。症见发热、微恶风寒、头痛、口渴、咽痛，或咳嗽、舌尖红、苔薄白或兼微黄、脉浮数等。常用药如银翘解毒丸（颗粒、胶囊、片）、桑菊感冒片（颗粒）、感冒清热胶囊等。

扶正解表剂

适用于正气虚弱复感外邪而致的表证。症见反复感冒、低热汗出、倦怠、舌质淡有齿痕、苔薄、脉弱等。常用药如玉屏风颗粒（口服液）、参苏丸（胶囊）等。

注意事项：① 服用解表剂后宜避风寒，或增衣被，或辅之以粥，以助汗出；② 解表取汗，达到全身持续微汗为最佳。若汗出不彻底，则会导致病邪不能完全散出；若汗出的太多，则会导致伤耗气津；③若病痊愈，即可停止服用；④服用解表剂时忌食用生冷、油腻之品，要多喝水，注意休息；⑤对于麻疹已透、疮疡已溃或虚证水肿的患者，不宜使用解表剂。

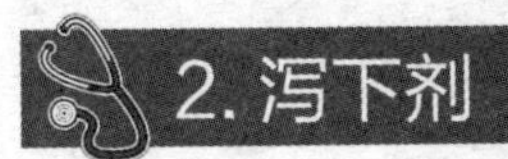

2. 泻下剂

泻下剂以大黄、芒硝、火麻仁、牵牛子、甘遂等药物为主组成，具有通导大便、排除积滞、荡涤实热或攻逐水饮、寒积等作用，主要用以治疗里实证。泻下剂分为寒下、温下、润下、逐水及攻补兼施五类。临床以大便秘结不通、少尿、无尿、胸水、腹水等为辨证要点。适用于便秘、肠梗阻、急性胰腺炎、急性胆囊炎、幽门梗阻、胸腔积液、腹水等见上述症状者。

寒下剂

适用于里热与积滞互结之实证。症见大便秘结、腹部有满或胀或痛的感觉，或者有潮热、苔黄、脉实等。常用药如青宁片（丸）、当归龙荟丸、大黄通便颗粒等。

温下剂

适用于因寒成结之里实证。症见大便秘结、脘腹胀满、腹痛喜温、手足较凉、脉沉紧等。常用药如苁蓉通便口服液、芪蓉润肠口服液等。

润下剂

适用于肠燥津亏、大便秘结证。症见大便干结、小便短赤、舌苔黄燥、脉滑实等。常用药如麻仁润肠丸（软胶囊）、便通片、麻仁滋脾丸等。

逐水剂

适用于水饮壅盛于里之实证。症见胸胁引痛或水肿腹胀、二便不利、脉实有力等。常用药如舟车丸。

攻补兼施剂

适用于里实正虚而大便秘结证。症见脘腹胀满、大便秘结并且兼有气血阴津不足表现。常用药如便通胶囊（片）。

注意事项：①泻下剂大都作用峻猛，易于耗损胃气，切勿过量使用；②老年身体虚弱，新产气血亏虚，病后津液损伤等，应攻补兼施，虚实兼顾。

3. 和解剂

和解剂以柴胡、黄芩、青蒿、白芍、半夏等药物为主组成，具有和解少阳、调和肝脾、调和肠胃等作用，主要用以治疗伤寒邪在少阳、胃肠不和、肝脾不和等证。和解剂分为和解少阳、调和肝脾、调和肠胃三类。临床以寒热往来、胸胁满闷、呕吐下利等为辨证要点。适用于疟疾、感冒、各类肝炎、胆囊炎、慢性肠炎、慢性胃炎、胃肠功能紊乱等见上述症状者。

和解少阳剂

适用于邪在少阳证。症见往来寒热、胸胁苦满、心烦喜呕、不欲饮食，以及口苦、咽干、目眩等。常用药如小柴胡颗粒（片）、大柴胡颗粒等。

调和肝脾剂

适用于肝脾不和证。症见脘腹胸胁胀痛、神疲食少、月经不调、腹痛泄泻、手足不温等。常用药如加味逍遥丸、四逆散、逍遥丸等。

调和肠胃剂

适用于肠胃不和证。症见心下痞满、恶心呕吐、脘腹胀痛、肠鸣下利等。常用药如半夏泻心汤、荆花胃康胶囊等。

注意事项：①和解剂以祛邪作用为主，纯虚患者不宜用；②临证使用要辨清表里、上下、气血以及寒热虚实的多少选用中成药，要遵从医嘱，忌私自用药。

4. 清热剂

清热剂以金银花、连翘、板蓝根、大青叶、黄芩、黄连、黄柏、栀子、丹皮、桑白皮、紫草等药物为主组成，具有清热泻火、凉血解毒及滋阴透热等作用，主要用以治疗里热证。清热剂分为清热泻火、清营凉血、清热解毒、清脏腑热、清虚热、气血两清等六类。临床以发热、舌红苔黄、脉数等为辨证要点。适用于各种感染性与非感染炎症性疾病如流感、流行性乙型脑炎、流行性脑脊髓膜炎、牙龈炎、急性扁桃体炎、流行性腮腺炎、各类肺炎、肝炎、胃肠炎、败血症、流行性出血热等见上述症状者。

清热泻火剂

适用于热在气分、热盛津伤证。症见身热不恶寒、反恶热、大汗、口渴饮冷、舌红苔黄、脉数有力等。常用药如三黄片、黄连上清丸（颗粒、片、胶囊）、牛黄清胃丸等。

清营凉血剂

适用于邪热传营，或热入血分证。症见身热夜甚、神烦少寐、时有谵语，或斑疹隐隐、发斑、出血、昏狂、舌绛、脉数等。常用药如石龙清血颗粒、五福化毒丸、新雪丸（颗粒、胶囊、片）。

清热解毒剂

适用于火热毒邪引起的各类病证。症见口舌生疮、咽喉肿痛、便秘溲赤或大热渴饮、谵语神昏、吐衄发斑、舌绛唇焦；或头面肿痛、痈疡疔疮、舌苔黄燥及外科的热毒痈疡等。常用药如西黄丸（胶囊）、双黄连合剂（颗粒、胶囊、片）、银黄颗粒（片）、板蓝根颗粒、牛黄解毒片、连翘败毒丸（膏、片）、如意金黄散等。

清脏腑热剂

适用于火热邪毒引起的脏腑火热证。心经热盛症见心烦、口舌生疮或小便涩痛、舌红脉数；肝胆火旺症见头痛、目赤、胁痛、口苦、舌红苔黄、脉弦数有力；肺热症见咳嗽气喘、发热、舌红苔黄、脉细数；热蕴脾胃症见牙龈肿痛、溃烂、口臭、便秘、舌红苔黄、脉滑数；湿热蕴结肠腑可见腹痛腹泻、脓血便、里急后重、舌苔黄腻、脉弦数。常用药如牛黄清心丸、龙胆泻肝丸、护肝片（颗粒、胶囊）、茵栀黄颗粒（口服液）等。

清虚热剂

适用于阴虚内热证。症见夜热早凉、舌红少苔，或骨蒸潮热，或久热不退之虚热证。常用药如知柏地黄丸。

气血两清剂

适用于疫毒或热毒所致的气血两燔证。症见大热烦渴、吐衄、发斑、神昏谵语等。常用药如清瘟解毒丸（片）。

注意事项：①中病即止，不宜久服；②注意辨别热证的部位；③辨别热证真假、虚实；④对于平素阳气不足，脾胃虚弱者，可配伍醒脾和胃之品；⑤如服药呕吐者，可采用凉药热服法。

5. 祛暑剂

祛暑剂以藿香、佩兰、香薷、鲜银花、鲜扁豆花、鲜荷叶、西瓜翠衣等药物为主组成，具有祛除暑邪的作用，主要用以治疗暑病。祛暑剂分为祛暑清热、祛暑解表、祛暑利湿和清暑益气四类。临床以身热、面赤、心烦、小便短赤、舌红脉数或洪大为辨证要点。适用于胃肠型感冒、急性胃肠炎、小儿腹泻等见上述症状者。

祛暑清热剂

适用于夏月感受暑热证。症见身热心烦、汗多口渴等。常用药如甘露消毒丸。

祛暑解表剂

适用于暑气内伏，兼外感风寒证。症见恶寒发热、无汗头痛、心烦口渴等。常用药如藿香正气水（丸、胶囊）、保济丸等。

祛暑利湿剂

适用于感冒挟湿证。症见身热烦渴、胸脘痞闷、小便不利等。常用药如十滴水。

清暑益气剂

适用于暑热伤气，津液受灼证。症见身热烦渴、倦怠少气、汗多脉虚等。常用药如清暑益气丸。

注意事项：①暑多挟湿，祛暑剂中多配伍祛湿之品，但不能过于温燥，以免伤耗气津；②忌生冷、油腻饮食。

6. 温里剂

温里剂以制附子、干姜、肉桂、吴茱萸、小茴香、高良姜等药物为主组成，具有温里助阳、散寒通脉等作用，主要用以治疗里寒证。温里剂分为温中祛寒、回阳救逆、温经散寒三类。临床以畏寒肢凉、喜温蜷卧、面色苍白、口淡不渴、小便清长、脉沉迟或缓为辨证要点。适用于慢性胃炎、胃及十二指肠溃疡、胃肠痉挛、末梢循环障碍、血栓闭塞性脉管炎、风湿性关节炎等见上述症状者。

温中祛寒剂

适用于中焦虚寒证。症见脘腹疼痛、呕恶下利、不思饮食、肢体倦怠、手足不温、口淡不渴、舌苔白滑、脉沉细或沉迟等。常用药如附子理中丸（片）、黄芪建中丸。

回阳救逆剂

适用于阳气衰微，阴寒内盛，甚至阴盛格阳或戴阳的危重病证。症见四肢厥逆、恶寒蜷卧、呕吐腹痛、下利清谷、精神委靡、脉沉细或沉微等。常用药如参附注射液。

温经散寒剂

适用于寒凝经脉证。症见手足厥寒，或肢体疼痛，或发阴疽等。常用药如小金丸、代温灸膏。

注意事项：①凡实热证、素体阴虚内热、失血伤阴者不宜用；②孕妇及气候炎热时慎用。

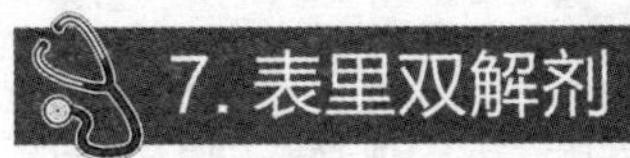

7. 表里双解剂

表里双解剂以解表药与治里药为主组成，具有表里双解作用，主要用以治疗表里同病。表里双解剂分为解表攻里、解表清里、解表温里三类。临床以表寒里热、表热里寒、表实里虚、表虚里实以及表里俱寒、表里俱热、表里俱虚、表里俱实等表现为辨证要点。适用于急性胰腺炎、急性胆囊炎、胆石症、胃及十二指肠溃疡、肥胖症、习惯性便秘、痔疮、痢疾、胃肠型感冒、急性肾炎等有表里同病表现者。

解表攻里剂

适用于外有表邪，里有实积者。既有表寒或表热的症状，又有里实表现。常用药如防风通圣丸（颗粒）。

解表清里剂

适用于表证未解，里热已炽者。既有表寒或表热的症状，又见里热表现。常用药如葛根芩连丸。

解表温里剂

适用于外有表证，里有寒象者。临床兼见表寒与里寒的症状。常用药如小青龙胶囊（合剂、颗粒、糖浆）、五积散。

注意事项：① 必须具备既有表证，又有里证者，方可应用；② 辨别表证与里证的寒、热、虚、实，然后针对病情选择适当的方剂；③ 分清表证与里证的轻重主次。

8. 补益剂

补益剂以人参、黄芪、黄精、玉竹、当归、熟地、女贞子、鹿茸、肉苁蓉等药物为主组成，具有补养人体气、血、阴、阳等作用，主要用以治疗各种虚证。补益剂分为补气、补血、气血双补、补阴、补阳、阴阳双补六类，临床以气、血、阴、阳虚损不足的诸症表现为辨证要点。适用于慢性心力衰竭、贫血、衰老、退行性病变、内分泌与代谢性疾病出现气血阴阳虚损表现者。

补气剂

适用于脾肺气虚证。症见肢体倦怠乏力、少气懒言、语声低微、动则气促、面色萎黄、食少便溏、舌淡苔白、脉弱或虚大，甚或虚热自汗，或脱肛、子宫脱垂等。

常用药如参苓白术散（丸、颗粒）、补中益气丸（颗粒）。

补血剂

适用于血虚证。症见面色无华、头晕、眼花、心悸失眠、唇甲色淡、妇女经水愆期、量少色淡、脉细数或细涩、舌质淡红、苔滑少津等。常用药如归脾丸（合剂）、当归补血丸。

气血双补剂

适用于气血两虚证。症见面色无华、头晕目眩、心悸气短、肢体倦怠、舌质淡、苔薄白、脉虚细等。常用药如八珍益母丸（胶囊）、乌鸡白凤丸（胶囊、片）、人参养荣丸。

补阴剂

适用于阴虚证。症见肢体羸瘦、头晕耳鸣、潮热颧红、五心烦热、口燥咽干、虚烦不眠、大便干燥、小便短黄，甚则骨蒸盗汗、呛咳无痰、梦遗滑精、腰酸背痛、脉沉细数、舌红少苔、少津等。常用药如六味地黄丸、杞菊地黄丸（胶囊、片）、生脉饮（颗粒、胶囊、注射液）、百合固金丸。

补阳剂

适用于阳虚证。症见腰膝酸痛、四肢不温、酸软无力、少腹拘急冷痛、小便不利，或小便频数、阳痿早泄、肢体羸瘦、消渴、脉沉细或尺脉沉伏等。常用药如金匮肾气丸（片）、四神丸（片）。

阴阳双补

适用于阴阳两虚证。症见头晕目眩、腰膝酸软、阳痿遗精、畏寒肢冷、午后潮热等。常用药如补肾益脑片。

注意事项：①辨治虚证，应辨别真假；②体质强壮者不宜补，邪气盛者慎用；③脾胃素虚宜先调理脾胃，或在补益方中佐以健脾和胃、理气消导的中成药；④服药时间以空腹或饭前为佳。

9. 安神剂

安神剂以磁石、龙齿、珍珠母、远志、酸枣仁、柏子仁等药物为主组成，具有安定神志作用，主要用以治疗各种神志不安病证。安神剂分为重镇安神和滋养安神两类。临床以失眠、心悸、烦躁、惊狂等为辨证要点。适用于失眠、神经官能症、甲状腺机能亢进症、高血压、心律失常等出现上述症状者。

重镇安神剂

适用于心阳偏亢证。症见烦乱、失眠、惊悸、怔忡等。常用药如磁朱丸、朱砂安神丸。

滋养安神剂

适用于阴血不足，心神失养证。症见虚烦少寐、心悸盗汗、梦遗健忘、舌红苔少等。常用药如天王补心丸（片）、养血安神丸、柏子养心丸（片）。

注意事项：①重镇安神类多由金石类药物组成，不宜久服，以免有碍脾胃运化；②素体脾胃不健，服用安神剂时可配合补脾和胃的中成药。

10. 开窍剂

开窍剂以麝香、冰片、石菖蒲等芳香药物为主组成，具有开窍醒神等作用，主要用以治疗神昏窍闭（神志障碍）、心痛彻背诸证。开窍剂分为凉开（清热开窍）和温开（芳香开窍）两类。临床以神志障碍、情志异常为辨证要点。适用于急性脑血管病、流行性乙型脑炎、流行性脑脊髓膜炎、尿毒症、肝昏迷、癫痫、冠心病心绞痛、心肌梗死等见上述症状者。

凉开（清热开窍）剂

适用于温邪热毒内陷心包的热闭证。症见高热、神昏谵语、甚或痉厥等。常用药如安宫牛黄丸、清开灵注射液（胶囊、片、颗粒）、安脑丸、局方至宝丸。

温开（芳香开窍）剂

适用于中风、中寒、痰厥等属于寒闭证。症见突然昏倒、牙关紧闭、神昏不语、苔白脉迟等。常用药如苏合香丸、十香返生丸。

注意事项：① 神昏有闭与脱之分，闭证可用本类药物治疗，脱证不宜使用；② 应与祛邪药同用；③ 孕妇慎用或忌用；④ 久服易伤元气，故临床多用于急救，中病即止。

11. 固涩剂

固涩剂以麻黄根、浮小麦、五味子、五倍子、肉豆蔻、桑螵蛸、金樱子、煅龙骨、煅牡蛎等药物为主组成，具有收敛固涩作用，主要用以治疗气、血、精、津耗散滑脱之证。固涩剂分为固表止汗、敛肺止咳、涩肠固脱、涩精止遗、固崩止带五类。

临床以自汗、盗汗、久咳、久泻、遗精、滑泄、小便失禁、崩漏、带下等为辨证要点。适用于肺结核病、自主神经功能失调、小儿遗尿、神经性尿频、神经衰弱、功能性子宫出血、产后出血过多、慢性咳嗽等见上述症状者。

固表止汗剂

适用于体虚卫外不固，阴液不能内守证。症见自汗、盗汗。常用药如玉屏风颗粒。

敛肺止咳剂

适用于久咳肺虚，气阴耗伤证。症见咳嗽、气喘、自汗、脉虚数等。常用药如固本咳喘片。

涩肠固脱剂

适用于泻痢日久不止，脾肾虚寒，以致大便滑脱不禁证。症见久泻久痢或五更泄泻、完谷不化、形寒肢冷、腰膝冷痛等。常用药如固肠止泻丸。

涩精止遗剂

适用于肾气不足，膀胱失约证或肾虚封藏失职，精关不固证。症见遗精滑泄或尿频遗精等。常用药如缩泉丸（胶囊）、金锁固精丸。

固崩止带剂

适用于妇女崩中漏下，或带下日久不止等证。症见月经过多、漏下不止或带下量多不止等。常用药如千金止带丸。

注意事项：固涩剂为正虚无邪者设，故凡外邪未去，不宜使用。误用固涩剂，可致“闭门留寇”之弊。

12. 理气剂

理气剂以枳实、陈皮、厚朴、沉香、乌药等药物为主组成，具有行气或降气作用，主要用以治疗气滞或气逆病证。理气剂分为行气剂和降气剂。临床以脘腹胀痛、嗳气吞酸、恶心呕吐、大便不畅、胸胁胀痛、游走不定、情绪抑郁、月经不调或喘咳为辨证要点。适用于抑郁症、更年期综合征、肠胃功能紊乱、慢性肝炎、慢性结肠炎、慢性胃炎、慢性胆囊炎等见上述症状者。

行气剂

适用于气机郁滞证。行气剂可分为理气疏肝、疏肝散结、理气和中、理气止痛等。气滞证可见脘腹胀满、嗳气吞酸、呕恶食少、大便失常或胸胁胀痛，或疝气痛，或月经不调，或痛经。常用药如丹栀逍遥丸、逍遥丸（颗粒）、胃苏颗粒、元胡止痛片（颗粒、胶囊、滴丸）、三九胃泰颗粒、气滞胃痛颗粒（片）、妇科十味片。

降气剂

适用于气机上逆之证。症见咳喘、呕吐、嗳气、呃逆等。常用药如苏子降气丸。

注意事项：①理气药物大多辛温香燥，易于耗气伤津，助热生火，当中病即止，慎勿过剂；②年老体弱、阴虚火旺、孕妇或素有崩漏吐衄者应慎用。

13. 理血剂

理血剂以桃仁、红花、川芎、赤芍、三棱、莪术、乳香、没药、三七、水蛭、虻虫、苏木、大小蓟、花蕊石、血余炭、藕节等药物为主组成，具有活血祛瘀或止血作用，主要用以治疗各类瘀血或出血病证。理血剂分为活血祛瘀与止血两类。临床以刺痛有定处、舌紫暗、瘀斑瘀点、痛经、闭经、病理性肿块，及各种出血病症（吐血、衄血、咳血、尿血、便血、崩漏及外伤）为辨证要点。适用于各类骨折、软组织损伤、疼痛、缺血性疾病（冠心病、缺血性脑血管病）、血管性疾病、血液病、风湿病、肿瘤等有瘀血表现及各类出血性疾病如外伤出血、月经过多、血小板减少性紫癜等见上述表现者。

活血剂

活血剂又可分为活血化瘀、益气活血、温经活血、养血活血、凉血散瘀、化瘀消癥、散瘀止血、接筋续骨等。适用于各种蓄血及瘀血阻滞跌打损伤病证。症见刺痛有定处、舌紫暗、舌上有青紫斑或紫点、腹中或其他部位有肿块、疼痛拒按、按之坚硬、固定不移等。常用药如丹参注射液、麝香保心丸、复方丹参片（胶囊、颗粒、滴丸）、血府逐瘀丸（胶囊）、冠心苏合丸（胶囊、软胶囊）、速效救心丸、地奥心血康胶囊、通心络胶囊、益母草膏（颗粒、片、胶囊）、接骨七厘散、伤科接骨片、云南白药（胶囊、膏、酊、气雾剂）、活血止痛散（胶囊）、舒筋活血丸（片）、颈舒颗粒、狗皮膏。

止血剂

适用于血溢脉外的出血证。症见吐血、衄血、咳血、便血、尿血、崩漏等。常用药如槐角丸、三七胶囊（片）。

注意事项：①妇女经期、月经过多及孕妇均当慎用或禁用活血祛瘀剂；②逐瘀过猛或久用逐瘀，均易耗血伤正，只能暂用，不能久服，中病即止。

14. 治风剂

治风剂以川芎、防风、羌活、荆芥、白芷及羚羊角、钩藤、石决明、天麻、鳖甲、龟板、牡蛎等药物为主组成，具有疏散外风或平熄内风等作用，主要用于治疗风病。治风剂分为疏散外风和平熄内风两类。临床以头痛、口眼㖞斜、肢体痉挛、眩晕头痛、猝然昏倒、半身不遂或高热、抽搐、痉厥等为辨证要点。适用于偏头痛、面神经麻痹、破伤风、急性脑血管病、高血压脑病、妊娠高血压、癫痫发作、震颤麻痹、小儿高热惊厥、流行性乙型脑炎、流行性脑脊髓膜炎等见上述症状者。

疏散外风剂

适用于外风所致病证。症见头痛、恶风、肌肤瘙痒、肢体麻木、筋骨挛痛、关节屈伸不利，或口眼㖞斜，甚则角弓反张等。常用药如川芎茶调丸（散、颗粒、片）、疏风活络丸。

平熄内风剂

适用于内风证。症见眩晕、震颤、四肢抽搐、语言謇涩、足废不用、甚或猝然昏倒、不省人事、口角歪斜、半身不遂等。常用药如天麻钩藤颗粒、松龄血脉康胶囊、华佗再造丸。

注意事项：①应注意区别内风与外风；②疏散外风剂多辛香走窜，易伤阴液，助阳热，故阴津不足或阴虚阳亢者应慎用。

15. 治燥剂

治燥剂以桑叶、杏仁、沙参、麦冬、生地、熟地、玄参等药物为主组成，具有轻宣外燥或滋阴润燥等作用，主要用于治疗燥证。治燥剂分为轻宣外燥剂与滋阴润燥剂。临床以干咳少痰、口渴、鼻燥、消渴、便秘、舌红为辨证要点。适用于临床可用于治疗上呼吸道感染、慢性支气管炎、肺气肿、百日咳、肺炎、支气管扩张、肺癌、习惯性便秘、糖尿病、干燥综合征、肺结核、慢性萎缩性胃炎等见上述症状者。

轻宣外燥剂

适用于外感凉燥或温燥证。凉燥证症见头痛恶寒、咳嗽痰稀、鼻塞咽干、舌苔薄白；温燥证症见头痛身热、干咳少痰、或气逆而喘、口渴鼻燥、舌边尖红、苔薄白而燥。常用药如杏苏止咳糖浆（颗粒）。

滋阴润燥剂

适用于脏腑津伤液耗的内燥证。燥在上者，症见干咳、少痰、咽燥、咯血；燥在中者，症见肌肉消瘦、干呕食少；燥在下者，症见消渴或津枯便秘等。常用药如养阴清肺口服液（膏、丸、糖浆）、蜜炼川贝枇杷膏。

注意事项：①首先应分清外燥和内燥，外燥又须分清温燥与凉燥；②甘凉滋润药物易助湿滞气，脾虚便溏或素体湿盛者忌用。

16. 祛湿剂

祛湿剂以羌活、独活、秦艽、防风、防己、桑枝及茯苓、泽泻、猪苓等药物为主组成，具有化湿利水、通淋泄浊作用，主要用于治疗水湿病证。祛湿剂分为化湿和胃、清热祛湿、利水渗湿、温化水湿、祛湿化浊、祛风胜湿剂六类。临床以肢体麻木、关节疼痛、关节肿胀、腰膝疼痛、屈伸不利及小便不利、无尿、水肿、腹泻等为辨证要点。适用于各类风湿病、各类骨关节炎、骨质增生及急性肾炎、慢性肾炎、肝硬化腹水、泌尿系感染、前列腺炎、前列腺增生、产后小便困难等见上述症状者。

化湿和胃剂

化湿和胃剂又称燥湿和中。适用于湿浊内阻，脾胃失和证。症见脘腹痞满、嗳气吞酸、呕吐泄泻、食少体倦等。常用药如香砂平胃散（颗粒、丸）、枳术丸。

清热祛湿剂

适用于湿热外感，或湿热内盛，以及湿热下注证。症见身目发黄、小便短赤，或霍乱吐泻、下利脓血便或大便臭秽、小便混浊，或关节红肿酸痛等。常用药如消炎利胆片（颗粒、胶囊）、妇科千金片、八正颗粒。

利水渗湿剂

适用于水湿壅盛证。症见小便不利、水肿、腹水、泄泻等。常用药如五苓散（胶囊、片）。

温化水湿剂

适用于阳虚不能化水和湿从寒化证。症见痰饮、水肿、小便不利、泻痢不止、形寒肢冷等。常用药如萆薢分清丸、肾炎康复片。

祛湿化浊剂

适用于湿浊不化所致的白浊、妇女带下等证。症见小便混浊、淋漓涩痛，或带下色白、质稠、状如凝乳或豆腐渣状，气味酸臭、舌苔厚腻、脉滑等。常用药如血脂康胶囊、白带丸。

祛风胜湿剂

适用于风湿痹阻经络证。症见肢体、肌肉、关节疼痛、酸楚、麻木、沉重以及关节肿大、变形、屈伸不利等。常用药如独活寄生丸。

注意事项：祛湿剂多由芳香温燥或甘淡渗利之药组成，多辛燥，易于耗伤阴津，对素体阴虚津亏，病后体弱，以及孕妇等均应慎用。

17. 祛痰剂

祛痰剂以半夏、贝母、南星、瓜蒌、竹茹、前胡、桔梗、海藻、昆布等药物为主组成，具有消除痰涎作用，主要用以治疗各种痰病。祛痰剂分为燥湿化痰、清热化痰、润燥化痰、温化寒痰和化痰熄风等五类。临床以咳嗽、喘促、头疼、眩晕、呕吐等为辨证要点。适用于慢性支气管炎、肺气肿、支气管哮喘、神经性呕吐、神经官能症、消化性溃疡、更年期综合征、癫痫、中风、冠心病、肺炎、高血压病、眩晕等见上述症状者。

燥湿化痰剂

适用于湿痰证。症见咳吐大量稠痰、痰滑易咳、胸脘痞闷、恶心呕吐、眩晕、肢体困重、食少口腻、舌苔白腻或白滑、脉缓或滑等。常用药如二陈丸、祛痰止咳颗粒等。

清热化痰剂

适用于痰热证。症见咳吐黄痰、咯吐不利、舌红苔黄腻、脉滑数。常用药如祛痰灵口服液、止咳橘红丸（颗粒、胶囊、片）、黄氏响声丸等。

润燥化痰剂

适用于燥痰证。症见咳嗽甚或呛咳、咯痰不爽，或痰黏成块，或痰中带血、胸闷胸痛、口鼻干燥、舌干少津、苔干、脉涩等。常用药如养阴清肺丸（膏、糖浆）、蜜炼川贝枇杷膏等。

温化寒痰

适用于寒痰证。症见咳吐白痰、胸闷脘痞、气喘哮鸣、畏寒肢冷、舌苔白腻、脉弦滑或弦紧。常用药如通宣理肺丸（颗粒、胶囊、片）。

化痰熄风

适用于内风挟痰证。症见眩晕头痛，或发癫痫，甚则昏厥、不省人事、舌苔白腻、脉弦滑等。常用药如半夏天麻丸。

注意事项：①辨别痰病的性质，分清寒热燥湿；②有咳血倾向者，不宜使用燥热之剂，以免引起大量出血；③表邪未解或痰多者，慎用滋润之品，以防壅滞留邪，病久不愈；④辨明生痰之源，重视循因治本。

18. 止咳平喘剂

止咳平喘剂以杏仁、苏子、枇杷叶、紫菀、百部、款冬花、桑白皮、葶苈子等药物为主组成，具有止咳平喘等作用，主要用以治疗各种痰、咳、喘证。临床以咳嗽、咯痰、哮喘、胸闷、憋气等为辨证要点。根据配伍不同又可分为清肺止咳、温肺止咳、补肺止咳、化痰止咳、温肺平喘、清肺平喘、补肺平喘、纳气平喘等。适用于急性支气管炎、支气管哮喘、慢性阻塞性肺病、肺源性心脏病、胸膜炎、肺炎、小儿喘息性支气管炎、上呼吸道感染等见上述症状者。常用药如蛤蚧定喘丸、固本咳喘片。

注意事项：外感咳嗽初起，不宜单用收涩止咳剂，以防留邪。

19. 消导化积剂

消导化积剂以山楂、神曲、谷麦芽、鸡内金、莱菔子等药物为主组成，具有消食健脾或化积导滞作用，主要用以治疗食积停滞证。消导化积剂分为消食化积剂和健脾消食剂两类。临床以脘腹胀闷、嗳腐吞酸、厌食呕恶、腹胀、腹痛或泄泻、舌苔腻等为辨证要点。适用于消化不良、小儿厌食症、胃肠炎、胆囊炎、细菌性痢疾等见上述症状者。

消食化积剂

适用于食积内停之证。症见胸脘痞闷、嗳腐吞酸、恶食呕逆、腹痛泄泻等。常用药如保和丸（颗粒、片）、枳实导滞丸。

健脾消食剂

适用于脾胃虚弱，食积内停之证。症见脘腹痞满、不思饮食、面黄体瘦、倦怠乏力、大便溏薄等。常用药如健脾丸、健儿消食口服液。

注意事项：①使用人参类补益药时，不宜配伍使用含莱菔子的中成药；②食积内停，易使气机阻滞，气机阻滞又可导致积滞不化，宜配伍具有理气作用的药物，使气行而积消；③消导剂虽较泻下剂缓和，但总属攻伐之剂，不宜久服，纯虚无实者禁用。

20. 杀虫剂

杀虫剂以苦楝根皮、雷丸、槟榔、使君子、南瓜子等药物为主组成，具有驱虫或杀虫作用，主要用以治疗人体消化道寄生虫病。临床以脐腹作痛、时发时止、痛定能食、面色萎黄，或面白唇红，或面生干癣样的白色虫斑，或胃中嘈杂、呕吐清水、舌苔剥落、脉象乍大乍小等为主要表现。适用于驱杀寄生在人体消化道内的蛔虫、蛲虫、绦虫、钩虫等。常用药如乌梅丸。

注意事项：①宜空腹服，尤以临睡前服用为妥，忌油腻香甜食物；②有时需要适当配伍泻下药物，以助虫体排出；③驱虫药多有攻伐作用或有毒之品，故要注意掌握剂量，且不宜连续服用，以免中毒或伤正；④年老、体弱、孕妇等慎用或禁用；⑤服驱虫剂之后见脾胃虚弱者，适当调补脾胃以善其后。

需要说明的是，尽管中成药可以按功效进行分类，但在具体应用时不应拘泥，应根据中医理论及病情灵活运用。

中成药的应用

“安全、有效、经济、适当”，是合理应用中成药的基本要求。合理应用中成药，既要掌握一般原则，又要熟悉不同药物的性能特点，还要注意使用方法。

1. 应用原则

必须辨证用药

中成药是在中医理论指导下加工制作而成的，必须在中医理论指导下应用。使用者应依据中医理论，辨认、分析疾病的证候，针对证候确定具体的治则治法，然后依据治则治法，选用适宜的中成药。无论针对中医疾病还是西医疾病，均应加以中医辨证，根据辨证选用相应的中成药。或将中医辨病与辨证相结合，或将西医辨病与中医辨证相结合，但不能仅根据西医诊断选用中成药。

选择适宜剂型

应根据患者的病证、体质特点、病情轻重缓急及各种剂型的特点，选择适宜的剂型。

确定恰当剂量

凡有明确使用剂量规定的中成药，应慎重超剂量使用。凡有使用剂量范围的中成药，应先取偏小值。老年人、儿童应酌情减量。

优选给药途径

能口服给药的，不采用注射给药；能肌肉注射给药的，不选用静脉注射或滴注给药。

2. 相关因素

中成药的历史悠久，应用广泛，大量研究和临床实践表明，在合理使用的情况下，中成药的安全性是较高的。为了提高中成药疗效，避免产生不良反应，在使用过程中应充分了解影响中成药疗效的各种因素。

药物因素

- **药材质量**：药物的品种、产地、采收时节等都可能会影响药材的质量，从而影响中成药临床使用的疗效。因此，制作中成药应尽可能选用道地药材。道地药材是指在特定自然条件、生态环境的地域内所产的药材，因药材的生产较为集中，栽培技术、采收和加工方法也都有一定的讲究，以致较同种药材在其他地区所产的药材品质佳、疗效好。如甘肃的当归，宁夏的枸杞子，四川的黄连、附子，内蒙古的甘草，吉林的人参，山西的黄芪、党参，河南怀庆的牛膝、地黄、山药、菊花，江苏的苍术，云南的茯苓、三七等。

⊕ **加工炮制**：中药炮制的辅料、方法、时间等都会影响炮制后中药的疗效，从而影响中成药临床使用的疗效。

⊕ **制备工艺**：中成药的制备工艺如浸提、分离、精制、浓缩、干燥、除菌等都会影响中药中有效成分的提取，进一步影响中成药的临床疗效。

⊕ **药用辅料**：优质的辅料不仅有助于制剂操作及成品外观质量，更有利于药剂中有效成分在体内吸收、分布和消除的动态过程，从而提高临床疗效。反之，则可能影响药物的临床疗效。

⊕ **剂型**：中成药的剂型不同，对药物的吸收、分布和释放都会有很大的影响。

使用因素

⊕ **辨证施治**：辨病辨证结合用药既可发挥病症结合、优势互补的作用，突出中医药治病特点，又能使药效得到完全发挥。

⊕ **剂量及疗程**：中药治病贵在适中，过多过少都不可取，少则不能发挥药物的功效，多则增加了药物的毒副作用。且临床应用过程中中成药的用量还要根据患者的年龄、体质、病程、发病时节等综合考虑。

⊕ **饮食**：在服用中成药时，须忌食某些食物，一般中成药在服药期间往往要忌食生冷、油腻、腥臭及难消化的食物。另外还有一些中成药有特殊的要求，如服用含人参的中成药不宜吃萝卜，脾胃功能差的人忌食一些膏滋类的中成药。

⊕ **给药方式**：给药途径、给药时间及给药速度都会影响中成药的临床疗效。不同的给药途径吸收速度一般如下：静脉＞吸入＞皮下＞直肠或口腔＞口服＞皮肤。常用口服剂型的吸收速度一般为溶液剂＞混悬剂＞胶囊剂＞片剂＞丸剂＞包衣片剂。不同类型的中成药的服用时间也应不同，大多数药物宜在饭后服用，尤其是补益药（如人参），健胃药（如补脾益肠丸）和对胃肠刺激性较大的药物（如甘露消毒片）；而驱虫药（如乌梅丸）和泻下药（如大承气汤），则于空腹时服用较好；安神类药物应在睡前服用。不管是在饭前或饭后服药，都应与饮食有半小时至一小时的间隔，以免影响药效。由于患者年龄、体质的不同，输液速度直接影响患者的反应。

⊕ **患者的依从性**：依从性即患者的行为（如使用药物、控制饮食、调整生活习惯及复诊）与治疗或健康建议的一致性。若患者的依从性较强则会提高药物的疗效，反之则降低药物的疗效。

机体因素

⊕ **性别**：一般女性对药物的敏感性大于男性，故女性用量宜小；另外女性有月经、妊娠、哺乳等生理过程，对许多药物的反应与一般情况不同，尤其是妊娠期间，某些药物具有损伤胎儿的危害，因此更应慎重。

⊕ **年龄**：儿童因发育尚未完善，故对药物的敏感程度较高，老年人因各种生理功能的衰退，对药物的耐受性弱，故老人和儿童用药应适当减量。

⊕ **体质**：有的患者身体属于特殊性体质，对药物的反应与常人不同，服药时更易产生不良反应，出现的毒性与药物的药理作用和用药剂量无关，完全由患者本身体质所致，如过敏体质人群。

⊕ **生理病理和营养状况**：药物的反应性与患者体质强弱、病情轻重、病程长短及并发病症等密切相关，尤其是肝肾损伤时，可影响药物在肝内代谢和经肾排泄而产生药物不良反应，甚至引起中毒。且人在饥饿、疲劳、体弱的情况下，对毒性药物的敏感度增高。

3. 联合应用

为了提高中成药的疗效，常常采取联合用药的方式，既可中药之间联合应用，也可中西药物联合应用。

中成药的联合使用

当病情复杂，一种中成药不能满足病情需要时，可以联合中药汤剂或多种中成药联合运用。应用时要注意以下原则：① 多种中成药的联合应用，应遵循药效互补原则及增效减毒原则。功能相同或基本相同的中成药原则上不宜叠加使用；② 药性峻烈的或含毒性成分的药物应避免重复使用；③ 合并用药时，应避免不同中成药间的药物配伍禁忌（如十八反、十九畏）、避免药物重复后过量。

需要特别注意的是，中药注射剂联合使用应谨慎，并应遵循以下原则：① 两种以上中药注射剂联合使用，应遵循主治功效互补及增效减毒原则，符合中医传统配伍理论的要求，无配伍禁忌；② 应谨慎考虑中药注射剂的间隔时间以及药物相互作用等问题；③ 需同时使用两种或两种以上中药注射剂，严禁混合配伍，应分开使用。除有特殊说明，中药注射剂不宜两个或两个以上品种同时共用一条通道。

中成药与西药的联合使用

针对具体疾病制定用药方案时，应分别根据中西药物的使用目的确定给药剂量、给药时间、给药途径。在应用时要注意：① 中成药与西药如无明确禁忌，可以联合应用，给药途径相同的，应分开使用；② 应避免副作用相似的中西药联合使用，也应避免有不良相互作用的中西药联合使用。

中西药注射剂联合使用时，还应遵循以下原则：① 谨慎联合使用。如果中西药注射剂确需联合用药，应根据中西医诊断和各自的用药原则选药，充分考虑药物之间的相互作用，尽可能减少联用药物的种数和剂量，根据临床情况及时调整用药；② 中西注射剂联用，尽可能选择不同的给药途径（如脊椎腔注射、穴位注射、静脉注射）。必须同一途径用药时，应将中西药分开使用，谨慎考虑两种注射剂的使用间隔时间以及药物相互作用，严禁混合配伍。

4. 服用方法

中成药组方与剂型相对固定，临证时不便根据病情加减变化，从应用的角度讲，受到一定限制。因此，历代医家在长期应用过程中，非常注重“引药”的使用。如《太平惠民和剂局方》所载的 788 种中成药，几乎都有引药与服用方法的记述。

引药，也称药引、引子药，是中成药在应用时的辅助物品，通常用来送服药物。恰当地使用引药，能够起到引药物直达病所、照顾兼症、扩大治疗范围、调和药性、降低不良反应等作用。

引药取材广泛，除了常用药以外，一些药食两用之品，尤其是日常生活中的食品多可作引药使用，如酒、盐、糖、姜、葱、米汁、蜂蜜、荷叶等。这些物品方便易得，简便实用，选用恰当，可收画龙点睛之效。

使用引药，既要按照中医理论把握一般原则，又应根据病性、病情灵活变化。通常情况下，服用外感类中成药，多以薄荷、生姜、葱白等为引，以助解表散邪；服用除痹、祛瘀类中成药，多以酒为引，取其通达之性以行药势；服用理血止痛类中成药，多以醋为引以助药效；服用补益类中成药，可根据不同脏腑特点选择引药，如补益脾胃可选米汤，补肾可选淡盐水等。

以下，再简要介绍几味常用引药。

米汤：米汤味甘性平，能保护胃气、健脾补中。常用于送服补气、健脾、养胃、止渴及滋补类中成药，如香连丸、八珍丸、香砂养胃丸、人参养荣丸、十全大补丸等。米汤以小米为上，大米次之。

大枣汤：大枣味甘性平，能补中益气、养血安神、缓和药性。常用于送服补益中气、健脾、安神类中成药，如补中益气丸、归脾丸等。

生姜汤：生姜味辛性温，能散风寒、暖肠胃、止呕吐。常用于送服祛风寒、健脾和胃类中成药，如通宣理肺丸、藿香正气丸、附子理中丸等。

葱白汤：葱白味辛性热，能发汗解表、散寒通阳。常用于送服解表散寒、温经通阳类中成药，如感冒冲剂、九味羌活丸、荆防败毒散等。

白酒：白酒味甘辛性热，能通经活血、驱风散寒。常用于送服活血散寒、通经祛瘀类中成药，如活络丹、再造丸、七厘散、乌鸡白凤丸等。

黄酒：黄酒味甘性温，能通经络、散风寒、行药势。常用于送服活血通经、化瘀散寒类中成药，如活络丹、追风丸、木瓜丸、云南白药等。

红糖：红糖味甘性温，能补血、散寒、祛瘀。常用于送服养血、祛瘀、散寒类中成药，如血府逐瘀丸、香连丸、十全大补丸、益母草膏等。

蜂蜜：蜂蜜味甘性平，能补中缓急、润肺止咳、润肠通便。常用于送服养阴润燥类中成药，如蛤蚧定喘丸、百合固金丸、麻仁丸、润肠丸等。

盐汤：盐味咸性寒，能强筋骨、软坚结、引药入肾。常用于送服滋肾补虚类中成药，如六味地黄丸、七宝美髯丹、大补阴丸、金锁固精丸等。

食醋：食醋味酸性微温，能散瘀止痛、解毒杀虫。常用于送服祛瘀、止痛、杀虫类中成药，如逍遥丸、桂枝茯苓丸、乌梅丸等。

可用于引药的还有很多，从历代医著中可以发现，前人在应用引药方面，给我们留下了很宝贵经验，值得我们学习和借鉴。

此外，在服用中成药时，还应注意服用时间。如补阳药适合清晨服用，发散解表及升阳益气药宜午前服用，泻下药适宜于午后或入夜服用，安神药宜睡前服用。

5. 使用注意

避免不良反应

合理使用中成药包括正确的辨证选药、选择剂型、给药途径、用法用量、使用疗程、禁忌证、合并用药等多个方面，其中任何环节有问题都可能引发药物不良事件。因此，保证用药安全是中成药应用前提。

药物的两重性是药物作用的基本规律之一，中成药也不例外，中成药既能起到防病治病的作用，也可引起不良反应。

中成药使用中出现不良反应的主要原因有：①方药证候不符，如辨证不当、适应证把握不准确；②中药自身所含的毒性成分引起的不良反应；③中药炮制或制备工艺不当引起的毒性反应；④特异性体质对某些药物的不耐受、过敏等；⑤超剂量或超疗程用药，特别是含有毒性中药材的中成药，如朱砂、雄黄、蟾酥、附子、川乌、草乌、北豆根等，过量服用即可引起中毒甚至死亡；⑥不适当的中药或中西药的联合应用。

中成药使用中出现的不良反应有多种类型，临床可见以消化系统症状（恶心、呕吐、口苦、腹痛腹泻等）、皮肤黏膜系统症状（皮疹、瘙痒或皮肤潮红等）、泌尿系统症状（尿少、尿频、蛋白尿等）、神经系统症状（头晕、头痛、烦躁或睡眠不安等）、心血管系统症状（心悸、胸闷、血压下降或升高、心率加快或减慢等）、呼吸系统症状（咳嗽、呼吸困难、胸闷或哮喘等）、血液系统症状（白细胞下降、粒细胞减少或出血等）、精神症状或过敏性休克等为主要表现的不良反应，可表现为其中一种或几种症状。

临床上预防中成药不良反应，要注意以下几个方面：①辨证用药，采用合理的剂量和疗程。尤其是对特殊人群，如婴幼儿、老年人、孕妇以及原有脏器损害功能不全的患者，更应注意用药方案；②加强用药观察及中药不良反应的监测，完善中药不良反应的报告制度；③注意药物过敏史。对有药物过敏史的患者应密切观察其服药后的反应，如有过敏反应，应及时处理，以防止发生严重后果；④注意药物间的相互作用，中、西药并用时尤其要注意避免因药物之间相互作用而可能引起的不良反应；⑤需长期服药的患者要加强安全性指标的监测；⑥使用中药注射剂还应做到：用药前应仔细询问过敏史，对过敏体质者应慎用；严格按照药品说明书规定的功能主治使用，辨证施药，禁止超功能主治用药；中药注射剂应按照药品说明书推荐的剂量、调配要求、给药速度和疗程使用药品，不超剂量、过快滴注和长期连续用药；中药注射剂应单独使用，严禁混合配伍，谨慎联合用药。对长期使用的中药，在每疗程间要有一定的时间间隔；加强用药监护。用药过程中应密切观察用药反应，发现异常，立即停药，必要时采取积极救治措施；尤其对老人、儿童、肝肾功能异常等特殊人群和初次使用中药注射剂的患者应慎重使用，加强监测。

孕妇使用中成药的注意事项

- 妊娠期妇女必须用药时，应选择对胎儿无损害的中成药。

- 妊娠期妇女使用中成药，尽量采取口服途径给药，应慎重使用中药注射剂；应尽量缩短妊娠期妇女用药疗程，及时减量或停药。

- 可能导致妊娠期妇女流产或对胎儿有致畸作用的中成药，为妊娠禁忌。此类药物多为含有毒性较强或药性猛烈的药物组份，如砒霜、雄黄、轻粉、斑蝥、蟾酥、麝香、马钱子、乌头、附子、土鳖虫、水蛭、虻虫、三棱、莪术、商陆、甘遂、大戟、芫花、牵牛子、巴豆等。

- 可能会导致妊娠期妇女流产等副作用，属于妊娠慎用药物。这类药物多数含有通经祛瘀类的桃仁、红花、牛膝、蒲黄、五灵脂、穿山甲、王不留行、凌霄花、虎杖、卷柏、三七等，行气破滞类的枳实、大黄、芒硝、番泻叶、郁李仁等，辛热燥烈类的干姜、肉桂等，滑利通窍类的冬葵子、瞿麦、木通、漏芦等。

儿童使用中成药的注意事项

- 儿童使用中成药应注意生理特殊性，根据不同年龄阶段儿童生理特点，选择恰当的药物和用药方法，儿童中成药用药剂量，必须兼顾有效性和安全性。

- 宜优先选用儿童专用中成药，儿童专用中成药一般情况下说明书都列有与儿童年龄或体重相应的用药剂量，应根据推荐剂量选择相应药量。

- 非儿童专用中成药应结合具体病情，在保证有效性和安全性的前提下，根据儿童年龄与体重选择相应药量。一般情况 3 岁以内服 1/4 成人量，3 ~ 5 岁的可服 1/3 成人量，5 ~ 10 岁的可服 1/2 成人量，10 岁以上与成人量相差不大即可。

- 含有较大毒副作用成分的中成药，或者含有对小儿有特殊毒副作用成分的中成药，应充分衡量其风险和（或）收益，除没有其他治疗药物或方法而必须使用外，其他情况下不应使用。

- 儿童患者使用中成药的种类不宜多，应尽量采取口服或外用途径给药，慎重使用中药注射剂。

⊕ 根据治疗效果，应尽量缩短儿童用药疗程，及时减量或停药。

老人使用中成药的注意事项

⊕ 正确掌握用法用量，确保安全用药，对于一些含有毒性或药性猛烈的药物，勿剂量过大，药力过猛。

⊕ 由于老年患者发生的不良反应高于普通成年人，而且其不良反应的表现又往往不典型，容易延误治疗，所以应高度重视中成药的不良反应。

⊕ 由于老年患者疾病较为复杂，中成药与西药联合应用要适当，应密切注意各种药物间的相互影响，选用药品的种类宜少不宜多。

中成药的管理

中成药的生产与应用涉及原材料、加工、流通、储存等多个环节，了解管理方面的相关知识，对于保障用药安全、提高临床疗效、避免浪费等都有一定意义。

1. 生产许可

中成药的生产必须经过国家相关部门的批准，应获得“国药准字”批文。

“国药准字”是药品生产单位在生产新药前，经国家食品药品监督管理总局严格审批后，取得的药品生产批准文号，相当于人的身份证。其格式为：国药准字 +1 位字母 +8 位数字，其中化学药品使用的字母为“H”，中药使用的字母为“Z”等。只有获得此批准文号，药品才可以生产和销售。

“国药”的来历

由于历史原因，以前省级药品主管部门有权对药品进行审批，一些药品使用的是地方批准文号，如“京卫药准字”、“沪卫药准字”等。这些药品都是根据各省、直辖市的地方药品标准审批的，不利于国家对药品的统一管理。

为了保证临床用药安全，1999 年以后，国家将过去的地方药品标准提升为国家药品标准，对“X(省)卫药准字”的药品进行清理整顿，凡符合国家标准的药品核发“国药准字”的批准文号，对不符合国家标准的药品予以淘汰，同时将新药审批的权限划归为国家食品药品监督管理局。

相关法规

在现行《药品管理法》中规定，生产药品“需要经过国务院药品监督管理部门批准，并发给药品批准文号”。所以，现在如果我们在市场上发现“X 卫药准字”等非“国药准字”批准文号的药品，因为已经过了国家药监局规定的有效期，均可视为假药。百姓们在买药时，一定要仔细看好批准文号。无批准文号，或批准文号有问题的药品，不要购买，以免买到假药。

批文格式

药品批准文号格式为“国药准(试)字+字母+8 位数字”。其中“药”代表是药品，这是最基本性质(与保健食品和医疗器械的区别)，“准”字代表国家批准生产的药品，

“试”代表国家批准试生产的药品。

字母包括 H、Z、S、B、T、F、J，分别代表药品不同类别：

H 代表化学药品

Z 代表中成药

S 代表生物制品

B 代表保健药品

T 代表体外化学诊断试剂

F 代表药用辅料

J 代表进口分包装药品

药店里常见的传统中成药，无论提取工艺如何，也无论有无毒副作用，都属“国药准字 Z”或“国药准字 B”，为具有治疗及保健作用的药品。无论是中药还是西药，如果临床证明没有毒副作用，皆可申请“国药准字 B”的批号，由于西药一般具有明显的毒副作用，所以目前的“国药准字 B”以中药为多。

8 位数字的第 1、2 位代表原批准文号的来源，其中 10 代表原卫生部批准的药品；19、20 代表国家药品监管部门批准的药品；11 北京市，12 天津市，13 河北省，14 山西省，15 内蒙古自治区，21 辽宁省，22 吉林省，23 黑龙江省，31 上海市，32 江苏省，33 浙江省，34 安徽省，35 福建省，36 江西省，37 山东省，41 河南省，42 湖北省，43 湖南省，44 广东省，45 广西壮族自治区，46 海南省，50 重庆市，51 四川省，52 贵州省，53 云南省，54 西藏自治区，61 陕西省，62 甘肃省，63 青海省，64 宁夏回族自治区，65 新疆维吾尔族自治区。

第 3、4 位代表换发批准文号之年的公元年号的后两位数字，但来源于卫生部和国家药品监管部门的批准文号仍使用原文号年号的后两位数字。第 5、6、7、8 位为批准文号的顺序号。

2. 含毒性中药材的中成药临床应用管理

毒性中药材是指按已经公布的相关法规和法定药材标准中标注为“大毒(剧毒)”、“有毒”的药材。其中属于大毒的，是国务院《医疗用毒性药品管理办法》(1988 年)颁布的 28 种毒性药材，包括砒石（红砒、白砒）、砒霜、水银、生马钱子、生川乌、生草乌、生白附子、生附子、生半夏、生南星、生巴豆、斑蝥、青娘虫、红娘虫、生甘遂、生狼毒、生藤黄、生千金子、生天仙子、闹羊花、雪上一枝蒿、红升丹、白降丹、蟾酥、洋金花、红粉、轻粉、雄黄。

含毒性中药材的中成药品种较多，分布于各科用药中，其中不乏临床常用品种。毒性中药材及其制剂具有较独特的疗效，但若使用不当，就会有致患者中毒的危险。且其中的毒性中药材的毒性范围广，涉及多个系统、器官，大部分毒性药材可一药引起多系统损伤，应引起重视。

另外，一些历代本草学著作中没有毒性记载的饮片及其制剂，近年来有研究报道其具有严重不良反应，比如，马兜铃、关木通、广防己、青木香、天仙藤等含马兜铃酸，处方中含有这些中药材的中成药，若长期服用，可能造成马兜铃酸的蓄积，导致肾间质纤维化，引起肾功能衰竭等不良反应。

因此，临床使用含毒性中药材的中成药时应注意：

辨证使用是防止中毒的关键

不同的病证选用不同的药物治疗，有的放矢，方能达到预期效果。另外，还应注意因人、因时、因地制宜，辨证施治，尤其对小儿、老人、孕妇、哺乳期妇女、体弱者，更应注意正确辨证使用中成药。

注意用量

含毒性中药材的中成药安全范围小，容易引起中毒，因而要严格控制剂量。既要注意每次用药剂量，还要注意用药时间，防止药物在体内蓄积中毒，同时还要注意个体差异，如孕妇、老人、儿童、体弱者要考虑机体特点。使用此类药，通常从小量开始，逐渐加量，而需长期用药的，必须注意有无蓄积性，可逐渐减量，或采取间歇给药，中病即止，防止蓄积中毒。

严格制度

建立健全保管、验收、调配、核对等制度，坚持从正规渠道购进药品。

3. 中成药不良反应的监测

在合理使用中成药的同时，应加强其不良反应的监测工作，逐步建立起完善的中成药不良反应监测体系，减少漏报率。一旦出现不良反应立即停药，并采取相应纠正措施。

特别加强中药注射剂、含毒性中药材中成药的不良反应监测，临床用药前应详细询问过敏史，重视个体差异，辨证施治。制定科学用药方案，避免中西药联合应用的不良反应，掌握含毒性药材中成药的用药规律。

建立中药严重不良反应快速反应、紧急处理预案，并建立严重病例报告追踪调查制度。对中药严重不良反应关联性进行分析评价时，必要时应追踪原始病案、药品生产厂家、批号及原料药的产地、采集、加工、炮制与制剂的工艺方法等。

对上市 5 年以内的药品和列为国家重点监测的药品，要报告该药品引起的所有可疑不良反应；对上市 5 年以上的药品主要报告该药品引起严重、罕见或新的不良反应。各省、自治区、直辖市药品监督管理部门和卫生行政部门是本地区实行药品不良反应报告制度的监管部门。国家对药品不良反应实行逐级、定期报告制度。严重或罕见的药品不良反应须随时报告，必要时可以越级报告。医疗预防保健机构发现严重、罕见或新的不良反应病例和在外单位使用药物发生不良反应后来本单位就诊的病例，应先经医护人员诊治和处理，并在 15 个工作日内向所在省、自治区、直辖市药品不良反应监测部门报告。

4. 处方药与非处方药

1999 年国家食品药品监督管理局颁布实施了《处方药与非处方药分类管理办法》（试行），共十五条。该办法规定根据药品品种、规格、适应证、剂量及给药途径不同，对药品按处方药与非处方药分别进行管理。

所谓处方药，必须凭执业医师或执业助理医师处方才可调配、购买和使用。非处方药，不需要凭执业医师或执业助理医师处方即可自行判断、购买和使用。非处方药根据药品安全性的不同，分为甲类非处方药和乙类非处方药。甲类非处方药必须在药店由执业药师或药师指导下购买和使用；乙类非处方药除可在药店出售外，还可经过当地地市级以上药品监督部门批准，在普通商业企业销售。

了解处方药与非处方药的相关规定和知识，有利于根据具体情况方便、合理地选择中成药。需要注意的是，无论是选用处方药还是非处方药，都应仔细辨认产品商标、标签、说明书等，尤其是自行购买中成药，应仔细阅读说明书，查验生产日期和失效期，慎重选用和服用中成药。

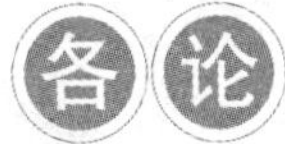

消化疾病安全用药

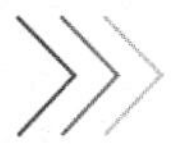

概 述

消化系统是人体的重要组成部分，临床上在内科系统就诊率最高。各论主要介绍了临床常见的消化系统难治及常见疾病，涉及面较广，包括胃食管反流病，癔球症，功能性烧心，功能性吞咽困难，功能性呕吐，功能性消化不良，顽固性呃逆，消化性溃疡，慢性萎缩性胃炎，肠化生与非典型增生，糖尿病胃轻瘫，功能性腹痛综合征，肠易激综合征，消化道息肉病，溃疡性结肠炎，功能性腹泻，难治性便秘，慢性传染性肝病，自身免疫性肝炎，酒精性肝病，非酒精性脂肪性肝病，药物性肝损害，慢性胆囊炎，慢性胰腺炎，客观评价了消化系统的难治病，选用中西医配合的方法解决难治点，详细辨证地提出中成药在治疗中的应用供读者和医师参考。疾病诊断及中成药应用相关内容参考自魏玮教授、唐艳萍教授主编的《消化系统西医难治病种中西医结合诊疗方略》（2012 年人民卫生出版社出版）及相关疾病最新中西医诊疗共识意见或指南。

消化系统由消化道和消化腺两部分组成。消化道是一条起自口腔，终于肛门的肌性管道，包括口腔、咽、食管、胃、小肠（十二指肠、空肠、回肠）和大肠（盲肠、结肠、直肠）等部分。消化腺有小消化腺和大消化腺两种。小消化腺分布于消化道各部的管壁内，大消化腺包括腮腺、下颌下腺、舌下腺、肝和胰等，它们均借导管，将分泌物排入消化道内。胃是消化道的扩大部分，位于膈下，上接食管，下通小肠，能储存食物并对食物进行初步消化。肠道是人体最大的消化器官，也是人体最大的排毒器官。肠道是指从胃幽门至肛门的消化道，大量的消化作用和几乎全部消化产物的吸收都是在小肠内进行的，大肠主要浓缩食物残渣，形成粪便，再通过直肠经肛门排出体外。胃肠道是已知的人体最大的内分泌器官，拥有大量的种类繁多的神经内分泌细胞。目前已知的胃肠道激素有 30 余种，其中十二指肠是不同类型的神经内分泌细胞分布密集的部位。胃肠功能的神经调节主要是由三个系统支配，即中枢神经、自主神经和肠神经系统，其调节机制非常复杂，这种联系类似于中枢神经系统，又称为“肠脑”或“微型脑”。消化系统庞大复杂，涉及疾病繁多，难以一一叙述，本书提供的常见疾病便于参考及应用，为提高临床实践水平打下基础。

消化系统疾病安全合理用药总体指导原则如下所述。

1. 通过典型案例，正确认识疾病特点、常见证型，准确诊断和辨证为安全合理用药的基础。

2. 分析常见证型，推荐常用中成药，掌握安全用药剂量和服法。

3. 重视患者生活习惯的改善和健康教育，增加医患沟通，解决患者切实问题，增强依从性。

胃食管反流病

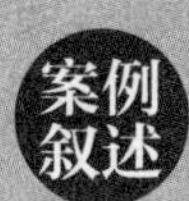

女性患者，平常工作比较紧张，脾气急，睡眠非常差。三个月前，一次工作聚餐饮食较多后出现反酸、烧心，此后每当睡眠时都会有反酸、咳嗽等症状，餐后时常腹胀，舌淡苔白腻，舌边红，脉弦细。行胃镜检查后诊断为反流性食管炎（GERD LA-B 级），请问这说明了什么问题？怎么治疗呢？

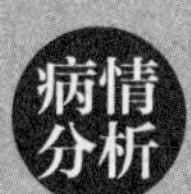

从上述患者病情的症状和诊断结果来看，符合反流性食管炎的诊断。反流性食管炎是胃食管反流病（gastroesophageal reflux disease, GERD) 的一种，目前认为是由多种因素造成的胃肠道蠕动功能障碍引起的，是由于胃内的食物反流入食管，引起不舒服的症状。LA-B 级是按洛杉矶分级标准的 2 级，也就是轻到中度的反流性食管炎，病情最重的是 LA-D 级，即食管下端环周的融合性改变。结合患者平时工作紧张、性急，肝气旺易致脾虚，所以会出现腹胀，脾胃同属中焦，脾虚则胃气上逆，故有反酸、烧心等症状，所以这个患者的反流性食管炎为肝郁脾虚证。最好结合改善患者平时生活习惯和药物治疗一起进行。

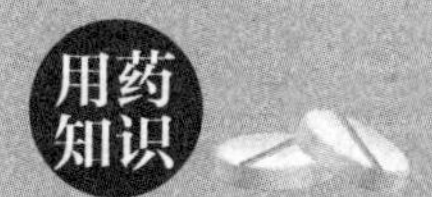

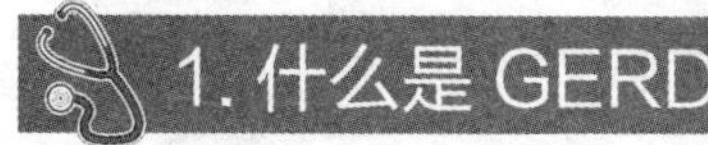

1. 什么是 GERD？

GERD 定义为由胃十二指肠内容物反流入食管，引起不适症状和（或）并发症的一种疾病。现在，我国 GERD 的患者也越来越多，且症状多种多样，有反复发作的特点，病程长，难以治愈，还常伴随出现睡眠障碍、焦虑、抑郁，严重影响患者的生活质量。现在胃食管反流病治疗目标主要为缓解症状、治愈食管炎、提高生活质量、预防复发等。

2.GERD 的症状有哪些？

GERD的症状包括典型症状和非典型症状，甚至以非典型症状为主要或首发症状。

典型症状

有反酸、烧心、反食、胸骨后痛、嗳气等，这些症状在卧位、弯腰及腹压增高时可加重，在饱餐、热饮、酸食、辣食、饮酒、吸烟等后可诱发产生。

非典型症状

多指食管外刺激症状。最常见的有咽部异物感、咳嗽、气喘、声音嘶哑、吞咽困难、吞咽痛等，这些症状可能因反流引起，也可能与反流相关。当反流物被吸入气管及肺部，可引起支气管炎、吸入性肺炎、哮喘、肺不张、肺间质纤维化等呼吸道疾病。咽喉炎、牙酸蚀症、鼻窦炎、耳炎、睡眠呼吸暂停综合征等疾病也被证实与反流可能有关系。

- **重叠症状**：GERD 与功能性消化不良、肠易激综合征便秘型与腹泻型等疾病的症状相重叠。

- **生活质量与精神心理状态**：GERD 患者常因症状反复发作、难以治愈、需长期服用药物等因素引起生活质量的降低，久则产生精神心理障碍。焦虑抑郁情绪在患病人群中较为普遍，由于焦虑、抑郁或夜间反流又可引起不同程度的睡眠障碍。

3.GERD 有几种?

近年来，将 GERD 分为三个独立的类型：非糜烂性反流病 (nonerosive reflux disease，NERD)、反流性食管炎 (reflux esophagitis，RE) 和 Barrett 食管 (Barrett’s esophagus，BE)。NERD 是指存在反流相关的不适症状，但内镜下未见食管黏膜破损。RE 指内镜下可见食管远端黏膜破损。Barrett 食管是指胃食管连接处近端的食管扁平上皮被含有肠化的柱状上皮取代。目前，这三种类型间的关系还在进一步研究。

4. 如何诊断 GERD ?

- 有典型的烧心、反酸等反流症状，及反流相关的咽喉不适、咳嗽、哮喘等，又没有幽门梗阻或消化道梗阻证据。

- 通过胃镜或 24 小时 pH 及胆红素监测等明确诊断。

- 如果仅有食管外症状而无典型的烧心和其他反流症状，尚不能诊断 GERD，宜进一步了解食管外症状发生的时间、与进餐和体位的关系及其他诱因，并行相关检查排除。

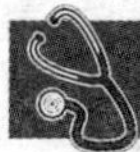

5. 治疗 GERD 如何选择中成药?

目前为止尚未筛选和研制出大家公认的疗效确切的专用中成药。临床中针对 GERD 的不同证型予以分证辨治，大多从肝脾论治，常用的中成药有六味安消胶囊、胃逆康胶囊、舒肝和胃丸、枳术丸等。

六味安消胶囊，主要成分有木香、大黄、山柰、寒水石(煅)、诃子、碱花(蒙古族、藏族验方)等。可和胃健脾，导滞消积，行血止痛。针对瘀血阻络等证，服用方法：口服，一次 3 ~ 6 粒，一日 2 ~ 3 次。

胃逆康胶囊，主要成分有柴胡、白芍、枳实、黄连、川楝子、半夏、陈皮、吴茱萸、莪术、瓦楞子(煅)、蒲公英、甘草等。治法为疏肝泻热，和胃降逆，制酸止痛。可针对 GERD 肝胃郁热证，服用方法：饭前口服。一次 4 粒，一日 3 次。

舒肝和胃丸，主要成分包括香附、白芍、佛手、木香、郁金、白术(炒)、陈皮、柴胡、藿香、甘草、莱菔子、槟榔、乌药等。可舒肝解郁，和胃止痛。主要针对气郁痰阻证。服用方法：口服，一次 9g，一日 2 次。

气滞胃痛颗粒，主要成分有柴胡、延胡索(炙)、枳壳、香附(炙)、白芍、炙甘草。服用方法：开水冲服，一次 2.5g，一日 3 次。

6. 使用中成药治疗 GERD 应当注意什么?

GERD 主要是胃内容物反流，所以使用中成药治疗时，偏有抑酸作用的建议餐前半小时左右服用；对于患者服用后觉得胃内不适或有些药物过于寒凉恐伤脾阳者，可餐后服用。妊娠期或哺乳期的妇女在应用理气作用较强的中成药时，建议在医生指导下慎用。

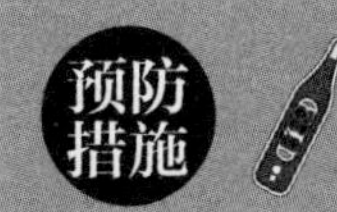

情志调摄

胃食管反流患者往往存在一定程度的肝气郁结之象，所以保持心情舒畅尤为重要，修养积极乐观的心态，及时调节好心情，以利疾病早日康复。

饮食宜忌

- 对于肥胖的患者，要控制饮食，平衡营养，尽快减轻体重。

⊕ 减少高脂肪膳食的摄入，因高脂肪食物可促进小肠黏膜释放胆囊收缩素，从而降低下食管括约肌张力，使胃内容物易反流。

⊕ 忌食咖啡、巧克力、薄荷，因其也可以减低下食管括约肌张力。

⊕ 禁烟、酒。长期大量摄入酒精，可刺激食管，加重反流，吸烟也可能降低下食管括约肌张力。

⊕ 避免进食过冷、过热及甜酸辛辣等刺激性食物，以防疼痛症状加重，导致病情反复。

用药指导

避免服用可降低下食管括约肌张力的药物，常见的如溴丙胺太林、颠茄、阿托品、氨茶碱、烟酸、维拉帕米、硝苯地平、地西泮等。

起居调摄

⊕ 由于反流易发生在夜间，睡眠时应抬高床头 (15 ~ 20cm)。

⊕ 睡前不进食，晚餐与入睡的间隔应拉长，不得少于 3 小时，以减少夜间食物刺激泌酸。

⊕ 餐后让患者处于直立位或餐后散步，借助重力促进食物排空，避免剧烈运动。

小贴士

BE 有发展为食管腺癌的危险性，因此对 BE 患者应定期随访。无异型增生的 BE 患者两年复查一次胃镜，对伴有轻度异型增生者，第一年应每六个月复查一次胃镜，如异型增生无进展，可每年复查一次，对重度异型增生 BE 患者应建议行内镜下黏膜切除或手术治疗，并密切监测随访。

癔球症

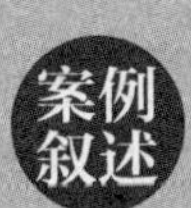

女性患者，平常比较爱着急生气，最近饭后都有咽部有异物的感觉，一次和孩子吵架后，这种感觉更加明显，遂来就诊，问其描述这种感觉，吞之不下，咯之不出，平时容易口干，盗汗，观其舌红少苔，脉细数。行胃镜及B超等检查后未见异常，这是怎么回事呢？如何用药治疗呢？

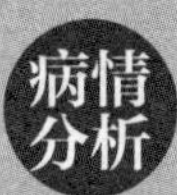

患者的病情看似特殊，症状十分明显，而且比较痛苦，但经检查又提示正常，可能属于癔球症。癔球症属于功能性食管疾病（functional diseases of the esophagus，FDE）的一种，即没有器质性病变可解释相关症状，主要表现为咽喉部梗咽感、食团滞留感或局部发紧感，通常为间断性发作，与吞咽困难和吞咽疼痛无关。该患者除了咽部异物感外，尤有口干盗汗等阴虚症状，且舌脉也符合，辨证中医当属阴虚燥热证。

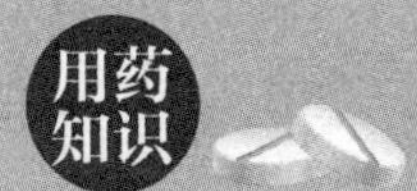

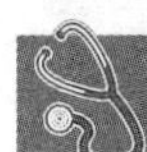 1. 癔球症常见吗？

癔球症非常常见，健康人群中患病率为7% ~ 46%，中年人多见，20岁以下人群发病率较低，男女间发病率相似，但女性更多因出现症状而就医，约占就诊者的3/4。

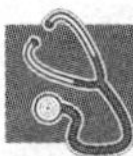 2. 癔球症如何诊断？

参照罗马Ⅲ诊断标准，癔球症须全部符合下列条件。

- 持续或间断性、非疼痛性的咽喉部哽咽感或异物存留感。
- 感觉在两餐之间出现。
- 没有吞咽困难或吞咽疼痛。
- 没有胃食管反流引起该症状的证据。
- 没有伴组织病理学异常的食管动力障碍。

诊断前症状出现至少 6 个月，近 3 个月症状符合以上标准。

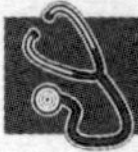

3. 癔球症的鉴别诊断为何十分重要?

癔球症的诊断需要认真鉴别诊断，详细询问病史，严格地排除胃食管反流病（GERD）、其他食管疾病，如食管癌、食管蹼、Zenker 憩室等及慢性咽炎、慢性扁桃体炎等邻近器官器质性疾病，并确认没有疼痛和吞咽困难，推荐用喉镜对咽喉部进行察看。内镜及钡餐检查可以帮助发现反流性食管炎及食管远端的动力障碍，大剂量 PPI 诊断性治疗用于鉴别癔球症症状与有典型反流症状的 GERD 患者。

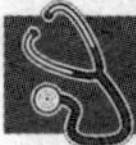

4. 癔球症产生的原因?

癔球症的病因及发病机制尚不清楚，目前无确凿的证据表明组织结构异常可导致癔球症，推测其发病机制与以下原因有关。

胃食管反流：GERD 可引起颈部和咽部各种症状，推测癔球症的产生与之有关，但尚未明确两者之间是否有因果关系。

心理因素：许多研究表明，癔球症患者有焦虑、抑郁、内向人格和神经质倾向，但不具备特定的精神心理特征。多项研究表明，患者癔球症产生前多有重大生活事件的发生，生活的压力可能是癔球症产生和加重的因素。

5. 治疗癔球症应从哪些方面选择中成药?

癔球症发病以痰凝气滞为标，肝郁脾虚为本，发病部位虽在咽喉，但发病机制与肝、脾胃、肺、肾密切相关。起病以肝气郁结、痰气交阻为主，实热顽痰难消者可酌情予礞石滚痰丸等，降火逐痰，口服，一次 6 ~ 12g，一日 1 次。

若日久或反复发作入内化火，灼伤胃阴，出现虚火上炎之证，如反酸、咽部异物感；甚者化火伤阴，肺肾阴津被耗，而致阴虚燥热之证，如咽干、声嘶等，可选用玄麦甘桔颗粒，以清热滋阴、祛痰利咽，用开水冲服，一次 10g，一日 3 ~ 4 次；或养胃舒胶囊，口服，一次 3 粒，一日 2 次。

或患病日久，久病入络，气滞血瘀，咽喉脉络受阻，亦可见咽部堵塞感，持续难消等瘀血阻络之候，可予利咽灵等中成药，达活血通络、益阴散结、利咽止痛之效，口服，一次 3 ~ 4 片，一日 3 次，用于阴虚血瘀证。

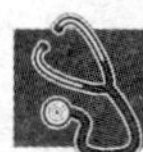6. 使用中成药治疗癔球症应从何时开始？

癔球症为功能性疾病，应当严格检查，排除其他引起该症状的疾病后方可诊断；但是中医的治疗，根据其证候辨证施治，在疾病初期时即可介入以缓解症状，治疗疾病。

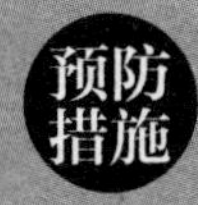
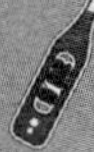

预防措施

舒畅情志

本病必须重视情志调护，避免精神刺激，使患者正确认识和对待自己的疾病，防其病情反复波动，迁延难愈。必要时可进行心理咨询，使心理治疗与药物治疗发挥协同作用，以提高疗效。

适量运动

适量的户外运动，应以有氧运动为佳，如慢跑，登山等，有利于情绪的稳定，增加和社会接触，培养较广泛的爱好，有利于疾病的恢复。

避免风寒

在季节变换时要注意保暖，尤其是腹部和脚底更要保持温暖，预防感冒和咽炎的发生。

注意饮食

忌食生、冷、硬、辛辣刺激性食物及过于油腻食物，不吃过期、不洁食物，戒烟酒。

小贴士

癔球征患者多伴有情绪低落、恐癌、过分注重躯体症状等心理状态。改善情绪状态，调控心理、生活，保持心平气和才是治疗最重要的部分。

功能性烧心

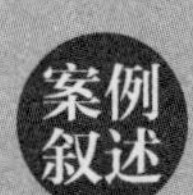

男性患者最近半年反复发生胸骨后疼痛的症状，伴有腹胀、上腹不适等，多次行心电图、胸部X线、胃镜等相关检查未见异常，服用兰索拉唑2周后也没有明显改善。就诊时发现以上症状产生前曾因工作原因去往外地一个月，此后饮食十分不规律，腹胀不适位置时常走窜不定，同时伴有睡眠困难，舌苔薄白，脉弦。他服用抑酸药物无效该如何治疗呢?

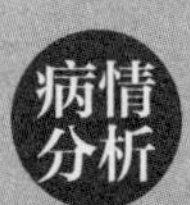

该患者经症状及检查结果可诊断为功能性烧心（functional heartburn）。功能性烧心是指患者有明显的烧心、胸骨后烧灼感，往往白天症状明显，常伴有嗳气、反胃、腹胀、上腹不适、早饱等症状，但经相关检查明确无异常的一种功能性疾病。且用标准剂量2倍的质子泵抑制剂（PPI），疗程为2周，服药后症状改善不明显，即PPI试验性治疗阴性，排除烧心症状与胃酸反流相关。结合病史、其他症状及舌脉体征，中医辨证属于肝胃不和证。

近年来功能性烧心患病率有所增加，已逐渐成为消化内科的常见功能性疾病。

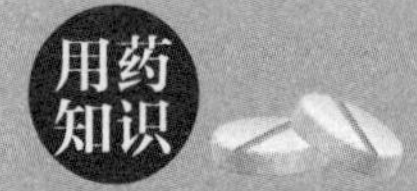

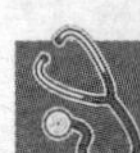 1. 存在烧心症状可以做哪些检查?

24小时食管pH监测：是目前诊断是否胃食管反流最好的定性与定量的检查方法，pH<4为确定反流存在的界限点，pH<4的时间称为反流时间，是临床应用最广泛的反流变量。该检查手段对诊断糜烂性食管炎其阳性率>80%，非糜烂性反流病患者的阳性率为50%～75%。功能性烧心患者24小时pH监测食管酸反流阴性。

内镜检查：通过内镜并结合病理活检进行诊断。高分辨率的放大内镜检查：普通内镜下食管黏膜无明显改变者，但高分辨率放大内镜下可观察到食管、贲门部的微小改变，如食管黏膜变脆、呈绒毛状改变及血管纹理变化，光学显微镜下见到食管黏膜上皮间紧密连接部分受损，细胞通透性也明显增加。

食管测压：食管测压并不能反映有无反流存在，因此不能作为功能性烧心的诊断方法，但能显示食管腔内压力变化，显示食管下部和食管体部动力状态，如果食管下括约肌压力明显低下或频繁的松弛，结果有助于功能性烧心的诊断。

心电图检查：症状存在时，多次连续心电图检查显示无明显异常，以排除心脏疾患。

胸部X线片：显示双肺纹理正常，肋膈角锐利，无胸膜腔积液及胸膜粘连。排除支气管、肺及胸膜疾患。

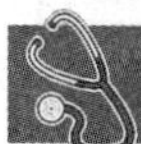

2. 功能性烧心如何诊断?

参照罗马Ⅲ诊断标准，认为在诊断前，患者的相关症状至少已出现6个月，且近3个月内符合以下全部诊断标准。

- 烧灼样胸骨后不适或疼痛。
- 没有胃食管酸反流引起症状的证据。
- 没有明确的病理性食管动力障碍性疾病依据。

诊断前至少出现症状6个月，仅3个月症状符合上述标准。

罗马Ⅲ标准认为只有在内镜下无食管黏膜糜烂、食管酸暴露正常、症状指数（烧心症状发作与酸反流事件相关的次数占酸反流事件次数的百分比，>50%为阳性）阴性、经质子泵抑制剂试验性治疗无明显改善者才诊断为功能性烧心。

3. 功能性烧心的治疗难点在哪里?

由于病因和病理生理机制尚未完全明确，该病缺少针对关键病理环节的有效药物干预，在各种诱因的影响下疾病反复发作。因此，单一药物治疗效果不明显，治疗方法应是综合的。治疗的关键在于解决思想矛盾，调整脏器功能。本病使用PPI常无效，而中医药治疗可弥补其不足，发挥其辨证论治的独到之处，故建议中西医结合治疗。

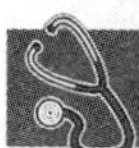

4. 如何中西医结合治疗功能性烧心呢?

中西医结合综合治疗根据“分级、分期”治疗的原则，控制急性发作，减少复发。治疗的关键在于解决思想矛盾，调整脏器功能。分级指依据疾病不同的程度，采用不同药物和不同治疗方法；分期指疾病的活动期和缓解期，活动期以控制症状为主要目标，而缓解期应继续控制发作，维持治疗，预防复发。本病急性期以中医辨证治疗为主，重症患者加用西药 PPI 治疗；缓解期辨证选用中成药服用。

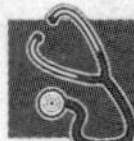

5. 中西医结合治疗功能性烧心如何用药呢？

轻度功能性烧心

活动期：以心理治疗为主，调畅情绪，缓解压力，合理饮食，戒烟酒，忌辛辣、油腻、肥甘，作息规律，避免熬夜。

上述效果不满意者，针刺内关、足三里、中脘、太冲等穴位。或辨证选用中成药，肝气犯胃或肝胃不和证可选用舒肝和胃丸、气滞胃痛颗粒或越鞠丸，肝胃郁热型选用三九胃泰颗粒等。

缓解期：应当保持良好心态和乐观情绪，健康、合理饮食，作息规律，适当运动。

中度功能性烧心

活动期：口服 H_2 受体拮抗剂雷尼替丁、法莫替丁等，以及促动力药多潘立酮，同时配合心理治疗。

如上述疗效不显著，中医辨证论治，给予中药汤剂口服。

缓解期：可参考胃食管反流病，辨证给予中成药口服。注意调畅情志，合理饮食，作息规律。

重度功能性烧心

活动期：口服质子泵抑制剂奥美拉唑、兰索拉唑等，以及促动力药多潘立酮，有焦虑或抑郁症状的患者加用小剂量抗焦虑药或抗抑郁药治疗，如多塞平、氯丙咪嗪等，建议一定在专业医师指导下用药。

如上述治疗不满意，加用中药辨证论治，口服中药汤剂，并配合心理疏导。

缓解期：间断中药汤剂治疗，并注意移情易性。

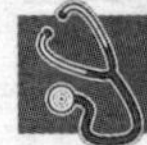

6. 中西医结合治疗功能性烧心时应该注意什么？

功能性烧心虽无明确引起胃食管酸反流的证据，但西医治疗仍少不了使用抑酸药物缓解症状，但长时间使用抑酸药物有其明显的不良反应，且复发的可能性较大。中西医结合治疗时应注意尽早介入中医药的治疗，安全合理使用中成药，在明确诊断后，依据患者证候体质对证施治减少毒性作用较大的药物的使用，注重减少复发率和提高患者生活质量。

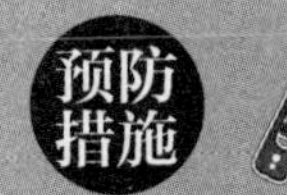

预防措施

慎起居

生活要有规律，有固定的作息时间，一日三餐，定时定量，保证充足的睡眠。

调饮食

饮食方面，忌食生、冷、硬、辛辣刺激性食物及过于油腻食物，宜食少渣、易消化的食物，牛奶、海产品过敏者应尽量避免食用，不吃过期、不洁食物。戒烟酒。

畅情志

患者保持愉悦的精神状态。了解患者的忧虑，必要时可进行心理咨询，使心理治疗与药物治疗发挥协同作用，以提高疗效。

小贴士

功能性烧心是心身疾病：心理社会因素在该病的发生、发展、转归、复发、预后中起着重要的作用，需要临床医生特别的关注和研究。

功能性吞咽困难

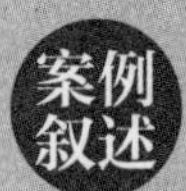

男性患者一年前车祸后，出现吃饭时自觉难以吞咽固体食物，每日以粥度日，经家人反复催促后就诊，行 X 线钡餐造影、内镜检查均未发现异常，1 个月前工作调动，此后症状更为明显，时常感觉粥粒附着于食管，长时间无法下咽，进餐更少，1 个月体重下降 5kg。于中医院就诊时，伴有口干咽燥，便秘，心烦难耐，可见舌红少津有裂纹，脉细数。他究竟得了什么病？怎么治疗呢？

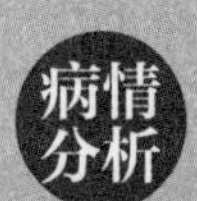

根据患者的叙述资料，基本可以诊断其为功能性吞咽困难（functional dysphagia，FD）。吞咽困难是临床上常见的症状之一，中医学属于“噎膈”等范畴。功能性吞咽困难常被描述为有固体或液体黏附于食管或食物通过食管时有异物感，而食管 X 线钡餐检查、内镜检查和食管压力测定等排除了病理性胃食管反流、食管癌、黏膜环等其他疾病。目前关于功能性吞咽困难的资料甚少。但近年一项对 200 多例吞咽困难患者病因分析的研究发现，患者大部分为神经病变和创伤后吞咽困难，功能性亦占 17%，这表明功能性吞咽困难患者不在少数。

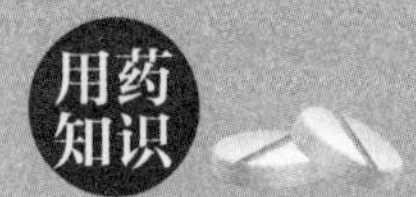

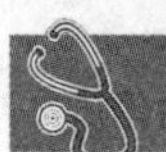

1. 吞咽困难如何与涉及吞咽的其他一些症状或疾病相鉴别？

吞咽困难的临床表现主要有吞咽费力，食物通过食管时有梗阻感，吞咽过程时间较长，伴或不伴胸骨后疼痛，严重时甚至不能咽下食物。

癔球症是在喉或胸骨上窝处感到有一块上下移动的东西堵着，但实际吞咽通畅，并无梗阻，发病年龄较轻，多见于女性，症状时轻时重，与情绪因素有关，病程很长，但无进行性加重的现象，营养状况良好，客观检查（包括 X 线钡餐造影、内镜等）无梗阻发现。

吞咽困难也应与恐食症区别，恐食症是指对吞咽恐惧，拒绝进食，可见于癔症、狂犬病、破伤风及咽麻痹。

因炎症性疾病引起吞咽痛可以拒绝吞咽，在进食或咽下空气时胸骨后感到胀满，这也不能与吞咽困难相混淆。

体征应注意营养状况如何，有无淋巴结肿大、有无口咽炎症及溃疡，应进行神经系统检查，注意有无舌、软腭麻痹。

2. 功能性吞咽困难的诊断要点有哪些?

在作出功能性吞咽困难的诊断之前，必须详细地询问病史、体检和做相关的特殊检查以排除器质性疾病。该病确诊需严格排除胃食管反流病（GERD）及病理性食管动力障碍（如贲门失弛缓、食管硬皮病等）。

诊断标准：必须符合以下所有条件。

- 固体和(或)液体在食管黏附、留存或通过食管感觉异常。
- 没有胃食管酸反流导致该症状的证据。
- 没有病理性食管动力障碍性疾病依据。
- 诊断前症状出现至少 6 个月，近 3 个月症状符合以上标准。

吞咽困难与反流之间较难相互关联。但罗马Ⅲ诊断标准认为如吞咽困难与反流之间存在关联，则应归入 GERD 范畴。

诊断步骤

- 对于该病的诊断需严格排除器质性疾病，可采用内镜及 X 线食管吞钡等检查了解是否有食管管腔内外的病变，建议食管内镜检查时取活检以排除嗜酸粒细胞性食管炎。
- 若食管内镜及吞钡摄片检查无异常发现，可进一步行食管测压检查有助于贲门失弛缓、弥漫性食管痉挛、胡桃夹食管、LES 高压等的诊断。
- 一般无需进行食管动态 pH 监测，但若患者吞咽困难症状与烧心或反刍症状关系密切，则应行食管动态 pH 监测，否则可给患者服用双剂量 PPI 制剂以排除 GERD 所致吞咽困难。

3. 功能性吞咽困难是否心理因素相关呢?

功能性吞咽困难的病因及发病机制尚未明确，但目前的研究倾向于与食管动力异常、感觉异常和心理因素有关。

研究表明，在提及不愉快的话题或回想起一些令人紧张或不愉快的场景时，患者的食管钡剂通过时间明显延长。食管测压显示，人们在有害的听觉刺激下或面临艰巨的工作任务时可增强食管的蠕动波幅，但却很少激发随后的协同蠕动序列。因此，可以推测中枢神经系统的功能状态亦参与功能性吞咽困难的发生。

同时，多项研究显示功能性食管病患者常合并精神心理异常。而心理异常也影响患者的就医行为和预后。

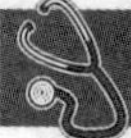

4. 有哪些中成药适用于治疗功能性吞咽困难呢?

功能性吞咽困难的基本病理因素有气滞、痰阻、血瘀。本病病位在食管，但为胃气所主，多为胃失和降，痰浊阻滞，或血枯津燥，食管涩窄所致。

本病多属本虚标实之证。病之初期以标实为主，表现为气结、痰阻、血瘀等病理胶结之状，症见进食梗阻，脘膈痞满，甚则疼痛，情志舒畅则减轻，精神抑郁则加重的痰气交阻证，可伴有嗳气呃逆，呕吐痰涎，可予宽胸利膈丸、消痞除满、开胸顺气，口服，一次 1 丸，一日 2 次；或胃苏颗粒以理气消胀、和胃止痛，口服，一次 1 袋，一日 3 次；三九胃泰颗粒，用开水冲服，一次 1 袋，一日 2 次。

病之中晚期，以本虚为主，表现气滞较重者，嗳气频作，胃脘痞胀，可予沉香舒气丸、香砂和胃丸、木香顺气丸、气滞胃痛颗粒、香砂枳术丸或开胸顺气丸等行气化滞、健脾消食。注意中病即止，不可过用理气之品以免伤正。如表现气滞血瘀之症，吞咽梗涩，胸闷不舒，或有刺痛，舌质紫暗或有瘀斑，脉弦涩者，可予血府逐瘀胶囊等活血祛瘀、行气止痛，口服，一次 6 粒，一日 2 次，一个月为一疗程。

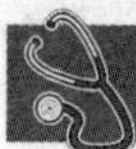

5. 功能性吞咽困难预后如何?

有研究显示以吞咽困难为主诉就医，被诊断为功能性吞咽困难的患者，多有潜在的疾病，应注意随访，防止病情加重。

轻者预后较好，若潜伏着其他疾病，则预后较差。

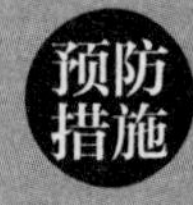

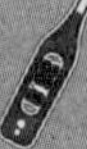

畅情志

保持精神愉快和饮食得当，是本病缓解和稳定的关键。鼓励患者放宽心胸，多接触外面的世界。适当减慢生活节奏，释放生活和工作压力。保持平和心境。

慎起居

生活要有规律，有固定的作息时间，一日三餐，定时定量，保证充足的睡眠。减少熬夜及夜生活。

调饮食

饮食方面，忌食生、冷、硬、辛辣刺激性食物及过于油腻食物，宜食少渣、易消化的食物，不吃过期、霉烂食物。戒烟酒。

可配合推拿自我按摩

- **按揉胸部：**患者以一手中指罗纹面。沿锁骨下，肋骨间隙，由内而外，顺序由上而下，适当用力按揉，酸胀为宜。
- **拍胸：**患者以一手虚掌，五指张开，用掌拍击胸部（在拍击时切勿屏气），约 10 次左右。
- **擦胸：**患者一手大鱼际紧贴胸部体表，往返用力擦，防止破皮，发热为止。

气功导引

此法为明卢丹亭所传，载《卢丹亭真人玄谈集》中。凡患噎膈病，皆可练此功。

具体操作法：病者在静室之中，冥心静坐，双目微闭，两手握固，静心调息令匀，先持续地、轻缓地呼吸，共三十六次，咽气三口，用意坠下脐内，此谓调文火。再调武火三十六息，即持续地、强烈地呼吸三十六次，咽气三口，亦用意引入脐内。一文一武，周而复始，共行三百六十息。然后舌抵上腭，内气不出，外气不入，待气息迫急，速运气上至胸膈，左右运三十遍，或二十遍，或十六遍。完毕，送气返归脐内，以意提上尾闾、夹脊，上升泥丸，入口化为甘津，再分三口入脐内。此为一遍功，暗用念珠记数。每次行功五十遍，或三十遍。每日二三次。坚持锻炼数月，以获良好疗效。

推荐以下食疗日常调摄

- **薤白粥：**薤白、粳米做粥，温阳，散气下结。
- **香砂藕粉糊：**砂仁、木香，研细末，和藕粉，白糖冲服。理气开郁。
- **松子仁粥：**松子仁、白米，煎浓汁同饮。养阴润燥。
- **麦冬地黄饮：**麦冬、生地黄，煎浓汁同饮。养阴润燥。

小贴士

除了X线钡餐检查及内镜检查外，吞咽困难的患者可以进行脱落细胞检查。脱落细胞检查是吞咽困难病因诊断的检查方法之一，对食管癌早期诊断有价值。

功能性呕吐

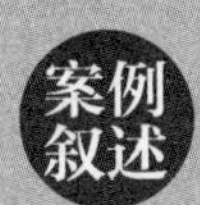

11 岁男孩，半年前伤风感冒后持续食欲较差，间断性餐后呕吐，伴有腹胀、恶心、反酸等症状，后经治疗其余症状皆无，只有呕吐反复时见，常在吃饭过程中发生，呕吐量不多，为食物残渣，吐后仍继续进食，体重没有改变。家人较为焦急，四处求医，经各种检查后结果均正常。

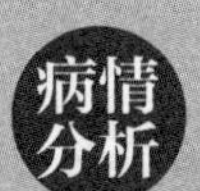

根据患者的症状和检查结果，符合功能性呕吐（functional vomiting）的诊断。功能性呕吐，又称神经性呕吐（nervous vomiting），或心因性呕吐，常发生于进食后，一般无显著恶心感觉，呕吐量不多，不影响食欲和食量，在呕吐后即可进食。通过体检和辅助检查可发现：除稍消瘦外，患者没有任何器质性的病变情况存在。此病可见于任何年龄，但以神经质儿童及有癔症色彩的年轻女性为多见，患者可能有功能性呕吐的个人史和家族史。严重者可出现反复呕吐，而引起营养不良，身体虚弱，甚至水、电解质紊乱。

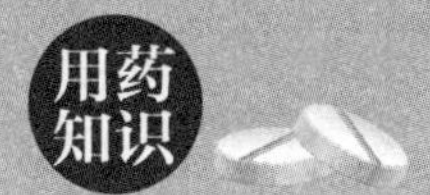

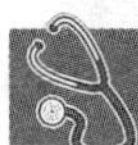

1. 功能性呕吐的呕吐具有什么特点?

功能性呕吐的呕吐伴有夸张、做作表现，具有易受暗示，呈发作性的特点，间歇期完全正常。多由于不愉快的环境或心理紧张而发生。呈反复不自主的呕吐发作，一般发生在餐后或餐后 30 ~ 60 分钟内呕吐，呕吐不费力，且反复发作呕吐物不带宿食，无明显恶心及其他不适，不影响食欲，呕吐后可进食，多数患者体重不减轻，一般无营养障碍，无内分泌紊乱现象，常具有癔症性性格。发作时症状看起来其势凶猛、顽固，不易治疗，而消化系统无器质性病变。

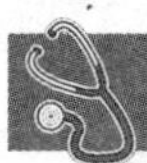

2. 功能性呕吐有几种类型?

功能性呕吐临床分为以下几型。

持续型：指间隔数分钟或数十分钟的剧烈呕吐持续一天以上，间歇时无症状，饮食可正常，体重多半没有变化。

食后型：指习惯性进食后呕吐，多伴有食欲不振、体重减轻。

散发型：指与饮食没有必然联系的呕吐，也不伴体重减少。

3. 诊断功能性呕吐应做哪些检查呢?

血液生物学指标检查：全血细胞计数，红细胞沉降率，血糖，电解质，肝肾功能检查。

尿便常规检查：包括大便隐血试验。

胃镜检查。

腹部 B 超。

钡餐造影检查：包括小肠的全消化道造影。

甲状腺功能全套（T_3、T_4、TSH、FrT_3、FrT_4）。

本病主要表现为无恶心只是反复呕吐，吐后即可进食，实验室检查结果可无任何异常发现。因此，当病史和体格检查不能排除躯体疾病时，根据已获得的临床资料进一步检查，若以上结果正常，则可明确诊断。

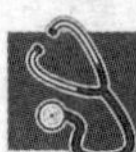

4. 如何诊断功能性呕吐呢?

功能性呕吐的诊断标准

- 反复发生于进食后的呕吐（自发性的或故意诱发的），呕吐物为刚吃进的食糜。
- 体重减轻不显著（体重保持在正常平均体重值的 80% 以上）。
- 无害怕发胖和减轻体重的想法。
- 无导致呕吐的神经和躯体疾病。没有其他癔症症状。

反复发作的呕吐无器质性病变作为基础，不符合神经症的诊断标准，除呕吐外无明显的其他症状，呕吐常与心理社会因素有关。诊断前，症状出现至少 6 个月，近 3 个月满足以上标准。

注重心理测量及心理诊断

本症患者多有性格缺陷，易患素质比较突出，许多患者具有癔症性格，暗示性强，存在敌对、恐怖、人际关系敏感、焦虑、抑郁和强迫情绪障碍。

- 艾森克人格问卷（EPQ）显示 E 分低，N 分高。

➕ 明尼苏达多项人格量表（MMPI）可以有 HS、D、HY、SI 高。

➕ 精神症状自评量表（SCL-90）、抑郁自评量表（SDS）、焦虑自评量表(SAS)，提示存在多种情绪障碍。

生活事件量表

负性生活时间较多。Hill 对 20 例神经性呕吐患者进行观察，浮现于发病有关的社会心理因素有：人际关系紧张、童年双亲死亡、缺少爱抚、儿童期有呕吐史、家庭成员中有呕吐史。

鉴别诊断

需依据病史、体格检查及原始化验资料，合理地排除中枢性呕吐、反射性呕吐、神经性厌食、癔症等疾病。

5. 如何正确选用中成药治疗功能性呕吐呢?

中医认为引起功能性呕吐的原因,既有情志失调,恼怒伤肝,肝失调达,横逆犯胃,导致胃气上逆而呕吐,又有因忧思伤脾,脾失健运,食停难化,胃失和降,而发生呕吐。

可见，七情内伤及劳倦过度，引起胃气上逆，均可发生呕吐。实证呕吐多因七情突然的、超强的刺激而诱发。发病急骤，病程短。可予疏肝和胃、降逆止呕之品，如舒肝丸口服，1 丸 / 次，2 次 / 日，开水送服；或气滞胃痛颗粒开水冲服，一次 2.5g，一日 3 次。

虚证呕吐多由持久的情绪刺激或呕吐日久而致脾胃虚寒或胃阳不足所致，故发病缓慢，病程较长。应注意温中健脾、和胃降逆，可选针对脾胃虚寒证的理中丸口服，5 ~ 8g/ 次，3 次 / 日或温胃舒胶囊口服，一次 3 粒，一日 2 次。此外，中医认为生姜是止呕圣药，临床上让患者嚼服生姜，往往可以取得疗效。

呕吐病变在胃，其病理机制为胃气上逆，且与肝、脾两经关系密切，病证分寒、热、虚、实。中医理论的整体观所强调的是“形与神俱”、“心身一体”，即人外在形体与内蕴精神心理是互相依存，彼此为用，和谐统一。中医对疾病的认识不仅考虑到机体本身所受到的损害,而且要考虑精神心理状态的变化。根据本病临床特点，以情志所伤致病者居多，因此，运用中医“身心并重”、“心身同调”的基本思想来认识疾病和诊治疾病，将比西医更具有优势。

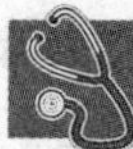 6. 如何进行心理调控?

消除不良心理刺激

在与患者交谈中体贴关心他们，以便让他们将自己的心理问题向医者诉说，及时发现患者的心理变化，对每个患者致病的心理或社会因素，要充分了解、全面分析，从而确定他们属于哪种病因，针对病因采取相应的心理护理措施。

奖励强化法

鼓励患者主动参与校正病态的同时，在医师指导下建立一个为期 4 周的行为记录日程表，以记录每餐和每天的呕吐次数和进食量，若当天没有呕吐，便在日程表上插上红旗，加以正面强化。

树立治愈信心

针对患者恶心呕吐的症状，除给予相应的药物治疗外，更应让患者确信自己没有器质性病变，帮助患者树立起战胜疾病的坚定信念，使患者对医护人员绝对信任。

丰富生活内容

单调的病房生活常使患者感到乏味、枯燥，甚至烦闷、焦虑，所以，根据患者的具体情况，安排他们散步、交谈、看报、听音乐等活动，这样可以分散患者的注意力，消除患者对自身疾病的紧张、焦虑心理，起到良好的心理调节作用。

顺情从欲法

对于因所愿不遂所致的呕吐，可施以中医的情志疗法。《内经》曰：“闭户塞牖，系之病者，数问其情，以从其意”。

实施方法：数问其内情，顺其意愿，满足其某种要求，是劳者得其衣食，力弱者得其关怀，天灾人祸者得其救助，患者得其诊治等。顺其情欲，可消解心因，以使情志畅扬而病愈。

移精变气疗法

中医的移精变气疗法又称转移注意力疗法。《黄帝内经》曾有《移精变气论》，在临床上人们常常依据患者兴趣爱好的特点，运用语言、行为及特意安排的场景或利用某些仪器移易精神，排遣情思，改易心志，转移患者对呕吐的注意力，从而改变其心身交互影响或恶性循环状态。例如，可以选用言语笑谈、听曲、弈棋、书法绘画及种花养草。也可以想象机体的某个部位发热或让患者饮一杯温水，体会气团从口腔向胃肠蠕动的感觉等，以此诱导或转移注意力。

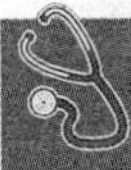

7. 使用中成药治疗功能性呕吐时，根据其疾病特点还应注意什么？

功能性呕吐应与情志相关性较大，用药时医生往往较多使用理气解郁之品，应当注意，此类药物不宜久用，中病即止，以防破气伤正；用药同时，根据患者体质强弱，酌情加予益气生津养血药物，以防后患。

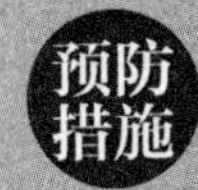

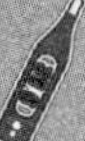

避风寒

适应四时气候变化，注意保暖，预防外感，提高机体免疫力。

调饮食

饮食方面，忌食生冷、辛辣刺激、不洁食物，不过食肥甘厚味，不饥饱无度。

调摄精神

嘱患者保持心情舒畅的精神状态。与患者交友谈心，建立良好的医患关系，深入了解患者的忧虑，鼓励患者要有战胜疾病的信心，努力为患者排忧解难，心身同治，以期获得满意疗效。

增强体质

加强锻炼，增强体质，保护脾胃正气，维持脾胃功能正常。

小贴士

在治疗过程中，医生必须提醒患者应重视心理问题，耐心讲解并说服患者接受精神异常的诊断，必要时接受精神药物药物治疗。

功能性消化不良

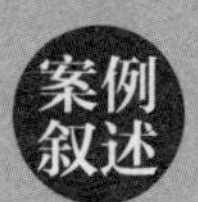

45 岁女性，半年前离异，离异后间断出现餐后腹胀不适，甚者胀痛难忍，需自行按揉腹部，经打嗝或排气后方觉稍减，多持续一小时余。伴见恶心、反酸，就诊时诉时常自觉心烦易怒，胸闷不舒，多次行心电图等相关检查未见异常，观其舌淡红，苔薄白，脉弦。行胃镜及腹部彩超检查后未诉异常。

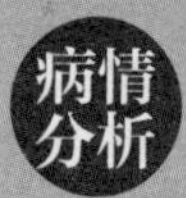

根据患者的症状和检查结果，符合功能性消化不良 (functional dyspepsia，FD) 的诊断。FD 是临床上最常见的一种功能性胃肠病。欧美的流行病学调查表明，普通人群中有消化不良症状者占 19% ~ 41%，我国广州的一份调查报道，FD 占该院胃肠专科门诊患者的近半数。FD 不仅影响患者的生活质量，而且构成相当高的医疗费用，因此已逐渐成为现代社会中一个主要的医疗保健问题。

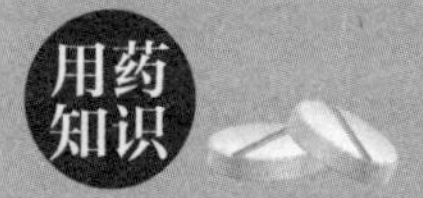

1.FD 的产生与哪些因素有关?

FD 的病因尚未明确。可能是多种原因综合作用的结果。目前认为其发病机制与胃酸、幽门螺杆菌感染、精神心理因素、环境因素、消化道运动功能障碍、内脏感觉异常等多种因素有关。

其中，部分 FD 患者可出现溃疡样症状，如饥饿痛等，给予制酸剂或抑酸剂可使部分患者症状短期内缓解，提示胃酸可能与 FD 发病有关。但大多数研究证实 FD 患者基础胃酸和最大胃酸分泌并无增加。至于该病是否存在胃黏膜对胃酸刺激的敏感性增加，目前尚有争论。而对检出幽门螺杆菌的 FD 患者，在根除幽门螺杆菌后，其消化不良症状也不一定消失。因此，幽门螺杆菌在 FD 发病中的作用也还在进一步研究中。

研究发现 60% ~ 80% 的 FD 患者存在消化道运动功能障碍，包括食管、胃、小肠及胆道系统的运动异常。给予促动力药症状可改善，甚至消失。

一些问卷和调查表研究发现，FD 患者个性异常，焦虑、抑郁、疑病积分明显高于正常人，其生活中应激事件发生频率也明显高于正常人。

2.FD 的症状有哪些?

FD 患者无特征性临床表现，病程长短不一，症状可反复发作，也可相当一段时间无任何症状；可以某一症状为主，也可有多个症状的重叠。有些患者有饮食不当、精神心理状态改变等诱发因素，但多数难以明确引起或加重的诱因。目前尚未发现症状与某一病理改变有特定的关系。早饱感与餐后饱胀不适、上腹痛和上腹部烧灼感是 FD 的 4 个主要症状，除此以外还可出现恶心、呕吐等症状。

腹胀：是 FD 患者常见的症状，80% ~ 90% FD 患者有此症状。多数患者腹胀发生于餐后，或进餐后腹胀加重。早饱即进食少许，患者感到饱胀，所摄食物容量远远小于以前的进食容量。70% ~ 80% 患者出现早饱、嗳气。早饱和腹胀往往影响患者的饮食，甚至导致厌食，干扰了正常营养素的摄入。

上腹烧灼感等：烧心、反酸被认为是胃食管反流病的典型症状，而 FD 患者同样可出现烧心、反酸、上腹烧灼感等症状，但行内镜及 24 小时食管 pH 检测均不能诊断为 GERD。

上腹痛：亦是 FD 的常见症状，60% ~ 80%FD 患者有此症状，可表现为弥漫性或烧灼样疼痛。总体来看，上腹痛无明确规律性，约 40% 患者出现夜间痛，60% 患者用抗酸剂症状可减轻。在研究疼痛与进餐关系时，约 50% 患者为餐前饥饿痛，40% 进餐后可缓解，但约 40% 在进餐后 0.5 ~ 0.6 小时上腹痛持续存在。

早饱感：即开始进餐后很快就感觉胃部过胀，这种感觉与进餐量不成正比，使患者在进食过程中食欲消失，以至于不能吃完整顿饭。

3.FD 如何诊断呢?

FD 患者的临床表现个体差异非常大，目前罗马Ⅲ诊断标准将其分为两个临床亚型：即餐后不适综合征（postprandial distress syndrome，PDS），主要表现为餐后饱胀、早饱、上腹胀、恶心、嗳气等；和上腹疼痛综合征（epigastric painsyndrome，EPS），主要以上腹痛、反酸、上腹烧灼感为临床表现。餐后不适综合征与上腹痛综合征的临床表现在功能性消化不良患者中可单独出现亦可合并出现。

功能性消化不良的诊断标准

- 以下一项或多项：①餐后饱胀；②早饱感；③上腹痛；④上腹烧灼感。
- 无可以解释上述症状的结构性疾病的证据（包括胃镜检查）。

餐后不适综合征的诊断标准：必须包括以下 1 项或 2 项。

- 发生在进平常餐量后的餐后饱胀，每周发作数次。
- 早饱感使其不能完成平常餐量的进食，每周发作数次。

上腹痛综合征的诊断标准：必须包括以下所有项。

- 至少中等程度的上腹部疼痛或烧灼感，每周至少 1 次。
- 疼痛为间断性。
- 不放射或不在腹部其他区域 / 胸部出现。
- 排便或排气后不缓解。
- 不符合胆囊或 Oddi 括约肌功能障碍的诊断标准。

注：诊断前症状出现至少 6 个月，且近 3 个月符合以上诊断标准。

4. 诊断 FD 的难点在哪里呢?

引起消化不良症状的疾病很多，在临床实际工作中，既要求不漏诊器质性疾病，又不应该无选择性地对每个患者进行全面的实验室及特殊检查。为此，在全面病史采集和体格检查的基础上，应先判断患者有无提示器质性疾病的“报警症状和体征”：①45 岁以上近期出现消化不良症状；②消瘦，体重下降<3kg；③贫血、呕血或黑便；④黄疸；⑤发热；⑥吞咽困难；⑦腹块；⑧消化不良症状进行性加重。

对有“报警症状和体征”的患者，必须进行彻底检查直至找到病因。对年龄在 45 岁以下且无“报警症状和体征”者，可选择基本的检查如血常规、尿常规、隐血试验、红细胞沉降率、肝功能试验、胃镜、腹部 B 超（肝、胆、胰），或先予经验性治疗 2 ～ 4 周观察疗效，对诊断可疑或治疗无效者有针对性地选择进一步检查。

5. 如何辨证使用中成药治疗 FD ?

近年来，中医界对 FD 的研究越来越多，病名多归属于“胃脘痛”、“痞满”范畴，认为饮食不节、寒温不适、劳逸过度、精神刺激均可内伤脾胃，使脾气虚弱，运化失司，形成食积、湿热、痰瘀等病理产物，阻于中焦，胃的气机阻滞，升降失常，导致胃肠运动功能紊乱；脾虚木乘，肝气横逆，肝失疏泄，横逆犯胃，胃失和降而出现脘腹胀满、疼痛、嘈杂、反酸、嗳气等一系列症状。本病病位在胃，涉及肝、脾二脏，情志不畅和饮食积滞存在于消化不良发病的整个过程，脾虚气滞是消化不良的中心病理环节。

根据以上分析，若出现胃寒隐痛或痞满、喜温喜按、手足不温的脾胃虚寒证，可选用健脾和胃、温中散寒的附子理中丸口服，一次 8 ～ 12 丸，3 次 / 日，或香砂养胃颗粒温中和胃；若以胃部胀痛为主要症状，兼见胁胀、心烦易怒、善叹息等症状，考虑为肝胃不和证者，可予舒肝理气、和胃止痛之品，如气滞胃痛颗粒、枳术宽中胶囊、胃苏冲剂等理气消胀。

6. 治疗 FD 选用的中成药多理气解郁之品，使用中应注意什么呢?

理气解郁药大多辛温燥散，易耗气伤阴，故临床应用理气药时宜作适当的配伍，防止理气太过，反耗气伤阴。FD 患者大多存在本虚标实的现象，耗伤脾气脾阴，易使病情迁延难愈，或病情变化，难以有的放矢地准确进行治疗。

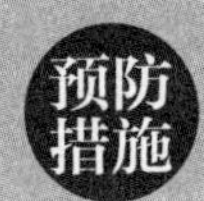

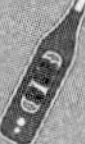

生活调护

起居有节，生活有度，锻炼身体，增强体质。建议患者每周做 3 ～ 5 次有氧运动，每次 20 ～ 40 分钟。进食后不能立即运动，避免过度劳累，减少疲劳，保证足够的休息。

饮食护理

纠正不良的饮食习惯，定时定量。饮食宜清淡，忌食易引起腹胀和不易消化的食物，如豆制品、薯类、甜点等；忌食油腻肥甘辛辣之品，戒烟酒，勿暴饮暴食。

精神心理调护

压力大或消极情绪产生时注意转移消极情绪，增强自信心。

中药泡洗

人体的足部有丰富的穴位，这些穴位与人体五脏六腑通过经络紧密联系，通过刺激这些穴位，可达到疏通经气、调理气血、调节脏腑功能的作用。而且，中药泡洗能舒缓神经，放松心情。

小贴士

腹部按摩有健脾胃、温中阳、促进胃肠运动的作用。睡前仰卧位，双膝屈曲，两手搓热，双手叠与腹部右侧，稍施压力，沿肠道走行方向顺时针按摩，持续200～300次，腹痛时单手手掌放于中脘穴，掌跟稍施压力，持续按摩200次，对疼痛有一定的缓解。

顽固性呃逆

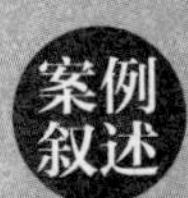

62岁女性，一周前稍感风寒，经服用疏散风寒中药后诸症消失，三天前出现持续性呃逆，喉间呃声连连，无法控制，饮水进餐均不能缓，遂来医院就诊，进行相关检查。

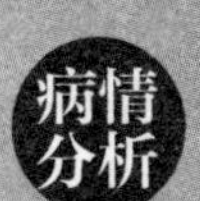

本病无论在中医学或西医学中，均将上述症状纳入“呃逆”（hiccup, hiccups, hiccough, hiccoughs, singultus, mesh; synchronous diaphragmatic flutter）范畴进行研究论述。患者呃逆连续发作数天（一般认为超过48小时）未停止，可诊断为顽固性呃逆（intractable hiccups, IH），或顽固性呃逆多可检查出基础疾病，病因较多。因此，需依赖辅助检查以明确病因。但需首先对患者进行详细的查体和病史询问，为辅助检查的选择提供指导。本病在老人、新生儿和早产儿、肥胖伴严重基础疾病、精神抑郁者中发病率较高，在使用机械通气、全身严重感染、多器官功能衰竭患者中诱发死亡的风险较大。

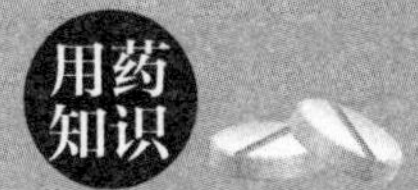

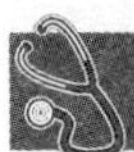 1. 长期呃逆可导致哪些并发症?

顽固性呃逆可导致一系列并发症，最常见的是引起胃黏膜撕裂导致出血，可见便血、呕血等；另外，常对语言、咀嚼、呼吸、睡眠造成严重影响；也可因膈肌长时间频发的痉挛收缩而压迫或牵拉周围组织器官，出现胸痛、腹胀、腹痛、胸闷、气短、头晕、烧心、反酸、呕吐等，不利于术后伤口愈合；也可导致血压升高、乏力、体重下降和机械通气患者的呼吸性碱中毒等，严重者甚至诱发原发病情不稳定患者死亡。

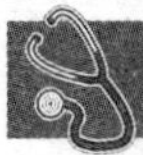 2. 引起呃逆的原因有哪些呢?

儿童和婴幼儿发生呃逆的病因尚不明确。但成人发病多见于饮食过多、过快；

食物过冷、过热、辛辣、油腻；饮用碳酸饮料；过量饮酒；周围温度突然变化；兴奋（如长时间大笑）或情绪紧张等。难治性呃逆除上述因素外，其病因更为复杂，目前认为已有一百多种，主要归结为神经系统病变、代谢紊乱、药物、精神因素等方面。

另外，某些全身性或中毒性疾病，如败血症、伤寒、中毒性痢疾等、发热等亦可导致本病。其中，因为迷走神经或膈神经支配膈肌，所以它们的病理变化是导致本病的最常见原因。

3. 中医治疗顽固性呃逆的用药要点有哪些？

呃逆反复发作，要详细询问病史，了解病因，并综合次要症状，以辨别是否出现在其他急慢性病症过程中，或因外感、饮食、情志、脏腑功能失调等原因而发。

辨别虚实寒热。呃声响亮，气冲有力，连续发作，脉弦滑者，多属实证；呃声时断时续，呃声低长，气出无力，脉虚弱者，多为虚证；呃声沉缓有力，胃脘不舒，得热则减，遇寒则甚，面青肢冷，舌苔白滑，多为寒证；呃声响亮，声高短促，胃脘灼热，口臭烦渴，面色红赤，便秘溲赤，舌苔黄厚，多为热证。

辨病变程度。老年正虚，重证后期，急危患者，呃逆断续不继，呃声低微，气不得续，饮食难进，脉细沉伏，是元气衰败、胃气将绝之危候，务必细心观察，注意病情变化，谨慎用药。

4. 治疗顽固性呃逆可使用哪些类型中成药呢？

顽固性呃逆的病位在膈，与其他脏腑如胃、肺、脾、肝、肾的关系较短期呃逆更为密切，病性有寒、热、虚、实之不同，实证多由气滞、瘀血、痰阻、火郁、水饮、寒凝、饮食等引起，虚证多由失下误治或久病等引起，主要病机包括胃失和降、胃气上逆动膈。由于本病基础较为复杂，并无特定中成药可以治疗，需临证根据患者证型加以运用。

若胃火上逆致呃逆连连者，伴见口疮发作、牙痛口干，可予清热和胃、降逆止呃的药物，如竹叶石膏汤等滋阴泻火；情志不和、肝郁气滞、横逆犯胃者，应予疏肝解郁化痰、调和肝脾，可予理气药如气滞胃痛颗粒、加味逍遥散疏肝养血或木香顺气丸行气化湿；呃逆日久伤正，必致脾肾阳虚，寒气较重，加之胸脘胀痛者，可予温中补虚的中成药，如附子理中丸、温胃舒胶囊；如伤及阴液，出现口干咽燥、眼干耳鸣等症，可予益胃汤益胃养阴、和胃止呃，或养胃舒胶囊滋阴养胃一次 3 粒，一日 2 次。

5. 药物治疗无效或反复发作怎么办?

顽固性呃逆经准确用药后一般可缓解，但仍存在一些局限。

- 虽然症状得以缓解，但病因未去，导致呃逆反复发作，如精神性呃逆缓解后遇刺激后易再次发作。

- 因发病原因较多，部分原因难以迅速去除，故在针对病因的治疗中药物选择存在困难，如神经系统病变包含中枢和周围病变，故需要详细查体，仔细询问病史并结合实验室检查综合判断，即使明确病因后因神经系统损害修复缓慢，呃逆的原因持续存在，导致治疗困难。

- 中成药治疗本病时，要同时看到本病虚实相兼的一面，特别是久病者，可能已由实转虚，应当注重升扶正气。

- 部分药物由于自身特点，导致应用范围受限，且易出现不良反应。部分药物作用机制不明确，疗效不能被充分肯定。

对症状反复发作或用药完全无效者，一定要依赖辅助检查，尽快明确病因，并首先对患者进行详细的查体和病史询问，为辅助检查的选择提供指导，积极治疗原发病。否则，病邪不去，则病情易反复。

经积极治疗，本病预后多良好。但若慢性危重病证后期出现顽固性呃逆者，多为病情恶化，胃气将绝，元气欲脱的危候，属难治之症，预后不良。

6. 中西医结合治疗顽固性呃逆时需注意什么?

应根据患者病情灵活选用，且需注意所选药物对患者的基础病情不能有负面作用，而有协同治疗作用时更佳，如患者出现顽固性呃逆伴失眠时，应选用镇静剂而非中枢兴奋剂类药物；伴低血压者慎用钙离子拮抗剂等。

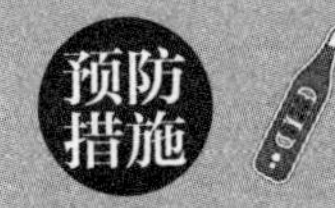

- 保持心情舒畅，避免过喜、暴怒等精神刺激，另需注意避免外邪侵袭。

饮食宜清淡，忌食生冷、辛辣、煎炸之品，避免饥饱失常。刀豆、生姜、荔枝、枇杷、饴糖（麦芽糖）等食物有温胃通气止呃作用，受寒者可适量选用。发作时应进食易消化饮食，半流饮食。

若本病并发于某些急慢性疾病过程中，要积极治疗原发病症。

小贴士

中医古典文献记载效方：

生姜捣汁一合，加蜜一匙，温热服，治呃逆久不愈，连连四五十声者(《景岳全书·卷十九·呃逆·易简方》)。

消化性溃疡

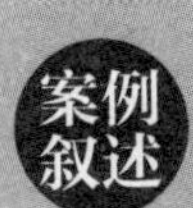

35 岁男性青年，3 天前曾大量饮酒一次，第二天出现持续性胃部隐隐作痛，进餐后疼痛稍缓，并发现大便颜色偏黑。患者 2 年前曾患十二指肠溃疡，此次发现大便颜色异常后，马上就来医院就诊，并行胃镜检查后发现十二指肠可见活动期溃疡伴出血。

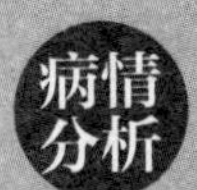

消化性溃疡 (peptic ulcer，PU) 最常发生在胃或十二指肠球部，少数也可以发生在食管下段、胃肠吻合口等。据统计，世界人口 5% ~ 10% 在一生中患过 PU。十二指肠溃疡（duodenal ulcer，DU）发病率高于胃溃疡（gastric ulcer，GU），十二指肠溃疡以 20 ~ 50 岁青壮年人最多，平均年龄较胃溃疡早十年。当前抑制胃酸的药物和根除幽门螺杆菌（helicobacter pylori，Hp）成为治疗溃疡病的主流，黏膜保护剂也起重要作用，中医药等其他药物的合并使用，有效地减少了合并症的发生和外科干预。

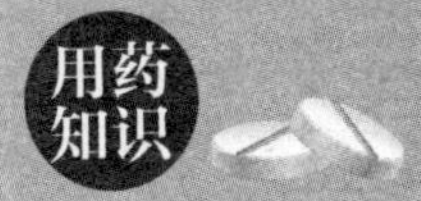

1. 得了胃溃疡很多患者不重视，为什么发现 PU 要及时治疗?

PU 的复发率较高，通常随复发次数的增多病情也会逐渐加重，合并症也会逐年增多，但也有部分患者经历几年数次复发后终生未再复发。约 20%PU 患者发生严重并发症，如大出血、穿孔、幽门梗阻、溃疡长期不愈，甚至胃溃疡癌变。据统计，1% ~ 2% 的良性胃溃疡可发生癌变，主要发生在溃疡边缘，这些患者多在 45 岁以上，长期 GU 病史，溃疡反复发作或经久不能愈合。但也有人认为所谓“良性溃疡癌变”，实际上从一开始就是恶性。

同时，PU 还有其他合并症，如由于溃疡穿透和穿孔常可累及周围脏器造成胰腺炎、胃肠瘘、腹膜炎、腹腔脓肿、腹腔粘连和粘连性肠梗阻等，进而需手术干预。

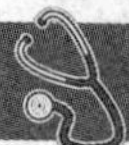

2.PU 的疾病特点有哪些?

PU 的上腹部疼痛特点

- 疼痛多位于上腹中部、偏右或偏左；也可位于左上腹部或胸骨后、剑突下；穿透性溃疡的疼痛可放射至背部。但有时疼痛在中腹或下腹部。

- 较轻者可为隐痛、钝痛、胀痛、烧灼样痛或饥饿样痛，较重者，如刀割样痛或绞痛使患者辗转不安、出冷汗，影响正常生活和工作。

- 节律性疼痛是 PU 的特征性之一。DU 疼痛常在两餐之间发作，进食或服用抗酸剂后可缓解。常有夜间疼痛，多出现在午夜或凌晨一时左右。GU 的疼痛多在餐后 1 小时出现，持续 1 ~ 2 小时后逐渐缓解，下次进食后复现，夜间疼痛者少见。DU 和 GU 的疼痛节律多有重叠，不可作为两者鉴别的依据。在病程中疼痛节律改变或消失常提示合并症即将或已经发生，如溃疡穿通或已穿透，胃溃疡癌变等。部分患者无典型节律性疼痛，仅表现不规则上腹部不适或上腹部隐痛。

- 周期性疼痛是消化性溃疡的另一特征，尤以 DU 较为突出。即初次上腹疼痛发生后可持续数天、数周或数月，约 40% 可自行缓解，或经治疗缓解，经较长时间的缓解后再复发。多数患者可多次复发，最初可 1 ~ 2 年复发一次，一年四季均可复发，但以秋末至春初较冷的季节更为常见。

其他症状

除上腹疼痛外，尚可有反酸、嗳气、烧心、上腹饱胀、恶心、呕吐、食欲减退等消化不良症状，但这些症状均缺乏特异性。近十多年来，中老年人患病的比例呈增多趋势。与青壮年比较有所不同。

- 老年 PU 临床表现多不典型，无痛或症状不明显甚至无症状者比较多，疼痛多无规律，食欲缺乏、恶心、呕吐、体重减轻、贫血等症状往往较为突出。

- 老年人 GU 比例相对较高，胃高位溃疡（如贲门、胃体上部）和胃巨大溃疡相对多见，常需与胃癌鉴别。

- 老年人溃疡合并症相对较多，多与就诊晚、确诊和系统治疗不及时有关。

- 老年人往往体质弱，多伴有周身其他疾病，常给诊断和治疗带来困难和麻烦。

3. 中医是如何看待 PU 的呢?

传统中医学无消化性溃疡的诊断。现代认为与消化性溃疡对应的中医病症有“胃痛”、“胃脘痛”、“心下痛”等。认为它初期病因简单，病情轻而单纯。病因作用持久则可伤及肝脾胃等脏腑功能，使病情变得复杂而顽固或反复发作。临床上常常表现为寒邪、食停、气滞、热郁、血瘀、湿阻等实证及脾胃虚寒、胃阴亏虚等虚证或寒热夹杂或虚实夹杂。

消化性溃疡在活动期和非活动期的辨证分型是变化的过程，以脏腑气机辨证分型、以气血辨证分期较为合理，即以脏腑气机辨证分为肝胃不和、脾胃虚弱和肝郁脾虚3型；以气血辨证分为气机不调期和血瘀期；后者与活动期和各种合并症相对应，更能反映溃疡病的动态变化，结合寒热虚实辨证对治疗更具指导意义。

治疗应从舒肝理气、和胃止痛、温补脾胃、活血化瘀等方面入手，旨在调理脏腑功能、消除症状、促进溃疡愈合、防治合并症和防止复发等。

4. 如何根据辨证使用中成药呢?

患者胃脘胀痛，串至两胁，情志不舒胃痛加重，嗳气频繁，反酸，口苦，性急易怒者，属肝胃不和证，可配合使用胃苏冲剂等有理气消胀、和胃止痛作用的药物，15g / 次，3 次 / 日，或气滞胃痛颗粒开水冲服，一次 2.5g，一日 3 次，用于肝郁气滞、胸痞胀满、胃脘疼痛。

若胃脘隐痛，喜按喜暖，遇寒或饥饿时痛，得食痛减，伴畏寒肢冷，面色无华，神疲乏力，手足不温，纳呆食少，大便溏薄者，为脾胃虚寒（弱）证，可予十香止痛丸等温中药物舒气解郁、散寒止痛，1 丸 / 次，2 次 / 日；温胃舒胶囊口服，一次 3 粒，一日 2 次，用于慢性胃炎、胃脘凉痛、饮食生冷、受寒痛甚。

若胃脘隐痛或胀痛，喜温喜按，口苦口干失眠，大便时干时稀，小便淡黄，舌淡或淡红，体胖有齿痕，苔黄白相间或黄腻者。属于寒热夹杂证，可予和胃降逆、顺畅气机之品，如摩罗丹，服用方法：大蜜丸 1 ～ 2 丸 / 次，小蜜丸 55 ～ 110 粒 / 次，3 次 / 日。

若胃脘痛如针刺或刀割，痛处不移，疼痛拒按，舌质紫暗或见瘀斑，伴见呕血、黑便等，可能属于瘀血阻络证，应予理气活血止痛的中成药，如元胡止痛片等，4 ～ 6 片 / 次，3 次 / 日。

5. 如何中西医结合治疗 PU ?

中医药治疗虽对溃疡近期愈合不及西药，但对缓解症状针对性更强，在调整内脏功能，防止溃疡复发，解决合并症，促进溃疡愈合等方面也发挥重要作用。

中西医两者结合则可充分发挥中、西医之长，提高疗效。当前消化性溃疡中西医结合治疗的基本格局是以内科治疗为主，在溃疡活动期以西药抑制胃酸和根除HP为主，以中医药协助提高愈合率，缓解症状，治疗合并症。据研究，荆花胃康胶丸联合三联疗法可以有效杀灭HP，2粒／次，3次／日。在溃疡愈合期则以中医药治疗调理脏腑功能，巩固疗效，防止复发为主，西药则退居次要地位。

6. 针对中老年人的PU使用中成药有什么特点?

首先应当看到中老年人发生PU的基础病变，判断原始病机，参照其证候特点予以药物。

中老年人体质有多虚多痰多瘀的特点，PU的发生与虚、痰、瘀有密不可分的联系，一定要注重固护其正气的同时化痰祛瘀，标本兼治。

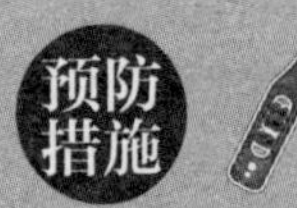

切忌暴饮暴食，保持生活规律，定点定量吃饭，适当运动。

心理疏导，保持乐观情绪，避免过度紧张和过度劳累。

避免使用黏膜损伤药物：有些药物可能诱发或加重溃疡，如肾上腺皮质激素、NSAIDs、利血平等。活动期应避免使用。非活动期如必须使用，尽可能采取预防措施，如减少剂量、用肠溶剂、不要过早停用抗溃疡药等。

小贴士

复发性溃疡应积极预防复发，改变饮食和生活习惯。

- 不再强调少吃多餐，仅在急性活动期每日进餐4～5次，每次少吃一些，一旦症状缓解，尽量恢复到一日3餐，应避免暴饮暴食，或过饱。
- 不再强调牛奶的治疗作用，但可作为普通饮食对待。
- 注意营养，饮食种类可根据个人生活习惯而定，无须规定特殊食谱，患者个人经验中引起症状加重的食物可以避免，不可凭主观臆断或根据别人的经验不敢进食某些食物。
- 避免刺激性食物如生葱、生蒜、辣椒或过多辛辣饮料和调味品，烟、酒、浓茶、浓咖啡皆应避免。

慢性萎缩性胃炎、肠化生与非典型增生

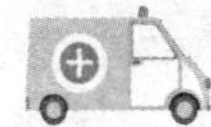

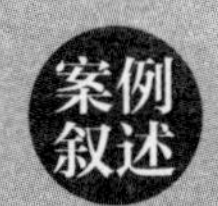

中年男性，2年前间断出现上腹部胀满，偶见早饱、恶心等症状，间断于多家医院就诊并服药，拒绝行胃镜检查。近3个月腹胀加重，偶见腹痛，消瘦3kg，并出现焦虑症状，遂行胃镜检查示：慢性萎缩性胃炎。活检提示：胃黏膜固有腺体减少，伴小肠上皮的化生。询问其症状除了胃部痞闷不适及灼痛，还见乏力气短、口干眼干、大便干燥等，考虑为气阴两虚证，遂予养胃舒胶囊等药物口服，配合生活及饮食习惯的改善，现症状逐渐好转，嘱一年后复查胃镜。

慢性萎缩性胃炎（chronic atrophic gastritis，CAG）是慢性胃炎的一种类型，慢性萎缩性胃炎可分为多灶萎缩性胃炎和自身免疫性胃炎两大类。由于本病发病率高，临床易反复发作，难于治愈，与胃癌发病关系密切，因而越来越受到人们的重视。本病患者多数无症状，有症状者仅表现为上腹痛或不适等，上述症状可由饮食不当、情绪波动、劳累或气候变化而诱发或加重。临床应注意警报征象：消瘦、贫血、上腹包块、黑便、肿瘤家族史、进食量长期明显减少、乏力明显等。对有警报征象者应及早行胃镜及病理组织学检查，必要时予消化系统肿瘤标志物检查、腹部超声检查及腹部CT扫描等。

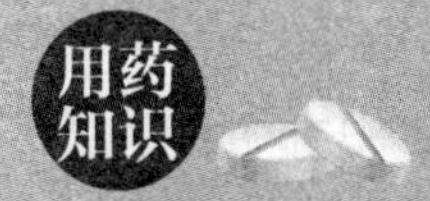

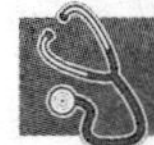

1.CAG有什么症状？发病有什么特点吗？

本病患者多数无症状，有症状者仅表现为上腹痛或不适、上腹胀满、早饱、嗳气、恶心等非特异性消化不良症状，部分患者还可有乏力、消瘦等全身症状或健忘、焦虑、抑郁等精神症状。消化不良症状有无及其严重程度与内镜所见及组织学分级无明显相关性。

目前有关CAG的流行病学资料较少。各研究因采用的诊断标准不一致（胃镜或血清学）而缺乏可比性。比较一致的看法是CAG患病率人群变异较大，在胃癌高发的东亚、东欧、南美等地区，CAG及肠化的患病率也相对较高。我国自开展纤维和电子胃镜检查以来，CAG检出率占胃镜受检患者总数的7.5% ~ 13.8%。CAG发病无明显性别差异。世界范围内均老年人高发，随年龄增长发病率也随之增高。国际卫生组织调查发现，20 ~ 50岁患病率仅10%左右，而51 ~ 65岁则高达50%以上。有报道CAG每年的癌变率为0.5% ~ 1%，伴有异性增生时癌变率更高。

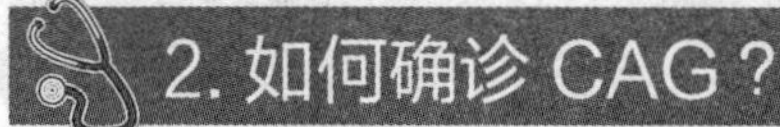

2. 如何确诊 CAG？

CAG的确诊主要依靠活组织病理检查。根据2006上海“中国慢性胃炎共识意见”，慢性胃炎病理活检示固有腺体萎缩，即可诊断为萎缩性胃炎，而不必考虑活检标本的萎缩块数和程度。病理医师对5种形态学变化（*H.pylori*感染、萎缩、肠化、慢性炎症、活动性）作出无、轻度、中度和重度的分级判断。临床医师根据病理检查结果并结合内镜所见，最后作出萎缩范围和程度的判断。如有异型增生，可分为轻度和重度（或低级别和高级别）两级，考虑临床可操作性，专家建议仍采用轻度、中度和重度3级分法。

3. 中医认为 CAG 有哪些常见证型？

《中药新药临床研究指导原则》中“中药新药治疗慢性萎缩性胃炎的临床指导原则”将本病分为肝胃不和证、脾胃虚弱证、脾胃湿热证、胃阴不足证、胃络瘀血证5个证型；中华中医药学会脾胃病分会制定的“慢性萎缩性胃炎中医诊疗共识意见”（2009年深圳）将本病分为肝胃气滞证、肝胃郁热证、脾胃虚弱证、脾胃湿热证、胃阴不足证、胃络瘀血证6个证型。两者分型基本相同，肝胃不和证的范围广，可包括肝胃气滞证和肝胃郁热证。下面介绍中华中医学会脾胃病分会的分型及诊断。

辨证分型只是一种人为的划分，临床实际情况复杂，上述证候可单独出现，但同一个CAG患者多兼不同证候。临床应在辨别单一主要证候的基础上辨别复合证候。既抓住事物的主要矛盾，又要全面地看问题。

值得注意的是，CAG患者血瘀常见，但单纯的胃络瘀血证并不常见，多在其他证型的基础上伴见不同程度的血瘀表现，诊断时可不必拘泥血瘀证的全部症状体征，只要见到血瘀证的表现，即可在用药时加入活血化瘀之品，所谓“但见一症便是，不必悉具”。除了临床的宏观辨证之外，还应结合胃镜下黏膜表现、病理组织学病变进行微观辨证。结合“三因”辨证：南方气候潮湿，脾胃湿热证多见；中青年多气滞、湿热证，老年人多脾胃虚弱，易兼瘀血之候；发病季节不同，证型分布会有变化。此外，证候在某一个患者身上不是固定不变的，可出现动态变化，临床需认真甄别。

4. 使用中成药治疗 CAG 应注意什么呢？

CAG 为慢性胃病的一种，治疗慢性胃病应重视调理气血，以气血为主线贯穿各种治法，在疏肝、清热、化湿、养阴、益气等治法的同时，结合调理气血，以恢复胃的通降功能为要旨。针对 CAG 疾病特点和脾胃生理特性，处方用药坚持攻补兼施、以补为主、寓通为补的原则。补主要是补气、温阳、滋阴、补血；攻重在理气活血通降导滞。

5. 常用治疗 CAG 的中成药有哪些？应当如何选用？

- 摩罗丹，每次 55 ~ 110 粒，每日 3 次。适用于本虚标实证型的 CAG，可和胃降逆、健脾消胀、通络定痛。
- 养胃舒胶囊，每次 3 粒，每日 2 次，适用于气阴两虚证，以滋阴养胃、益气生津；阴虚胃痛冲剂，每次 10g，每日 2 次，适用于胃阴不足证。
- 气滞胃痛颗粒，每次 5g，每日 3 次；或胃苏颗粒，每次 15g，口服，每日 3 次。适用于气滞证，以疏肝解郁、理气和胃。
- 保和丸，每次 6g，每日 2 次，适用于湿滞食积者。
- 香砂六君丸，每次 9g，每日 2 次，适用于脾胃虚弱者。

6. 有的患有 CAG 的患者并无症状，如何使用药物治疗？

中医主要通过辨证施治用药，但近些年有建议辨病、辨体用药。CAG 患者无明显症状或不适时，应重视其体质和本病多瘀、多病理产物积累的特点，予以治疗、调摄，并鼓励患者定期复查。

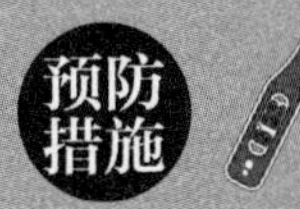

- 教育患者正确对待本疾病，解除恐癌心理，保持乐观情绪，积极配合治疗。
- 建立良好的饮食及生活习惯：避免进食过热过冷及高盐饮食；少食熏烤、腌

制、辛辣食品；戒烟、忌酒。

⊕ 慎用非甾体类抗炎药、糖皮质激素等可对胃黏膜造成损伤的药物。

小贴士

⊕ 萎缩性胃炎伴肠化或异型增生者发生胃癌的危险性增加。

⊕ 目前国内外绝大多数学者认同慢性浅表性胃炎→慢性萎缩性胃炎→肠上皮化生→非典型增生→肠型胃癌的胃癌多步骤模型。

⊕ 因此，定期随访监测可以明显提高早期胃癌的检出率，改善胃癌患者的生存率。

⊕ 不伴肠上皮化生和异性增生的CAG患者可1～2年行胃镜和病理随访一次，有中度、重度萎缩或伴有肠上皮化生的CAG患者应每1年左右随访一次，伴轻度异型增生并排除取于癌旁或局部病灶者，根据胃镜及临床情况应缩短至6个月左右随访一次，重度异性增生者需立即复查胃镜和病理，必要时可行手术治疗或胃镜下局部治疗。

糖尿病胃轻瘫

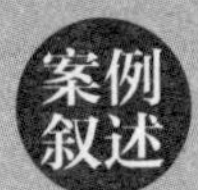

65 岁女性，5 年前诊断糖尿病，后一直口服降糖药治疗。半年前劳累后开始出现餐后上腹部疼痛，疼痛常持续 1 个小时以上方可缓解，并因此不想吃饭，体重下降 2.5kg 左右，偶尔可见腹泻，一日达 5、6 次，可自行缓解，常觉恶心胸闷，频繁叹气后稍有缓解。后经诊断，考虑为胃轻瘫，予枸橼酸莫沙必利分散片治疗后腹痛稍缓，但胸闷加重，还出现两侧腹胀满感，加予口服舒肝和胃丸治疗，症状逐渐好转。

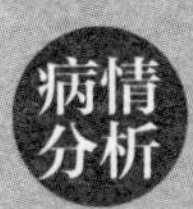

糖尿病胃轻瘫（diabetic gastroparesis，DGP）是糖尿病（DM）常见的一种慢性并发症，主要特点为胃动力低下、胃排空延迟、胃节律紊乱，而导致胃潴留。由 Kassander 于 1958 年首先提出并描述了其特征。糖尿病胃轻瘫不仅影响患者的生活质量，还可导致血糖控制不良。积极治疗该病对于改善糖尿病患者的生活质量和控制血糖都有重要的意义。

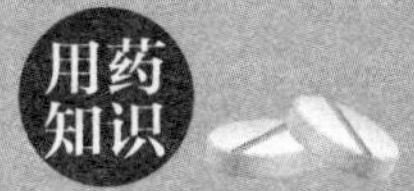

1.DGP 有什么诱因？

不少患者胃轻瘫症状的加重与一些诱因明显相关。常见的诱因有感染、饮食不当、药物、精神因素、血糖控制不良、糖尿病酮症酸中毒等，因此治疗糖尿病胃轻瘫时一定要注意其相关因素的调治。

2.DGP 有什么症状？

DGP 是指继发在糖尿病基础上的无机械性梗阻存在的胃动力障碍和排空延迟，临床上可出现上腹胀满、腹痛、早饱、嗳气、恶心、呕吐、食欲缺乏、体重减轻等表现。但部分患者可无明显临床症状或症状轻微而被忽视，是否出现症状及症状程度，受多方面因素影响，部分 DGP 可首先表现为血糖控制不良。

典型的糖尿病腹泻为间歇性水样泻，一日可多达 10 ～ 20 次，腹泻前常有腹部不适与里急后重感，但无腹痛。腹泻次数在晚间增多，白天也可发生，特别在进餐后不久。腹泻可持续数小时至数天或数周，然后自发缓解，缓解间期数周或数月不定，在间歇期内往往能恢复正常排便习惯，有的患者反而可出现便秘，甚至腹泻和便秘交替出现。

DGP 多发生在糖尿病病史长者，但也有在一定诱因下临床症状突然出现而且严重者。根据 DGP 的典型临床表现，中医上归属于“痞满”、“胃缓”、“胃痛”、“呕吐”等病症范畴。

3. 如何确诊 DGP？

所有患者诊断均符合 1999 年 WHO 糖尿病诊断标准，并符合 DGP 的诊断标准。

- 糖尿病病程多在 5 年以上。
- 存在持续性嗳气、早饱、腹胀、腹痛、厌食、恶心、呕吐等胃排空迟缓症状群。
- 胃镜、腹部超声等检查排除幽门梗阻、消化性溃疡、肿瘤及肝胆胰肠等器质性病变。
- 同位素标记试验、^{13}C 呼气试验、超声、X 线钡剂、胃电图等胃动力检查提示胃排空延迟。

部分 DGP 患者可无临床症状，但不能否定 DGP 的存在，如果检查证实有胃排空延迟，且排除机械性梗阻等器质性病变和影响胃肠动力药物的因素，DGP 的诊断便可确立。

DGP 根据症状严重程度分为：①轻型 DGP，调整饮食和生活方式和 / 或需要药物治疗，可使症状缓解，保持正常体质量和营养需求；②重型 DGP，口服药物治疗无效，经口无法保证营养需求。

4. 如何辨证使用中成药治疗 DGP？

糖尿病胃轻瘫患者由于个体差异大、病程长短不一，往往合并多种并发症，故表现出不同的证型。目前对 DGP 进行辨证分型以脾胃虚弱型、胃阴不足型、肝胃不和及痰湿中阻型出现的频率最多，以脾虚为主要临床表现。

治疗时应以健脾和胃为主，可选用消食导滞和胃的保和丸等，用于食积停滞、脘腹胀满、嗳腐吞酸、不欲饮食者，予水丸一次 6 ~ 9g，一日 2 次；以肝郁气滞、肝胃不和见证者，如出现两胁胀满、胃脘疼痛、食欲不振、呃逆呕吐、大便失调等症状，可口服气滞胃痛颗粒，开水冲服。一次2.5g，一日3次或舒肝和胃丸，一次2丸，一日2次；如见痰湿中阻型，胃脘胀痛、喉中痰鸣，可予健脾燥湿的香砂平胃丸，水丸一次6g，一日1～2次口服。

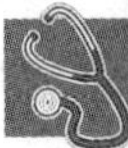

5. 除了服药还应当注意什么吗?

饮食治疗

饮食对DGP的治疗非常重要，DGP首先表现为对固体的排空异常，所以应选择易消化、低脂、低纤维饮食，必要时采取半流质、流质饮食，固体食物匀浆化，少量多餐。部分轻型患者通过调整饮食症状即能缓解。

此外少食多餐可以降低胃排空的神经-肌肉工作量。胃轻瘫患者易于形成胃结石，降低了排空难以消化的食物纤维的能力，因此推荐低纤维饮食。脂肪可刺激胆囊收缩素使胃排空延缓，所以应低脂饮食。

同时避免饮酒，乙醇会降低胃窦收缩力，使胃排空延迟。

营养支持

对症状严重或有严重营养不良的患者可行营养支持，包括肠内和肠外营养。

运动治疗

每次运动时间一般在20～30分钟，每日1～2次，循序渐进。如快步行走、太极拳、跳舞等，但剧烈的运动，如跑步对胃排空没有效果甚至有相反的作用。还可进行腹部按摩，但要避免激烈和长时间运动。

控制血糖

本病常发生于血糖控制不良的糖尿病患者，严格控制血糖有助于减轻胃轻瘫的症状，并能改善自主神经功能和胃肠激素的异常分泌。

治疗神经病变

DGP目前被认为是糖尿病自主神经病变的一部分，所以治疗神经病变有利于DGP的控制。

饮食控制。宜少食多餐，避免刺激性食物，选择易消化、低脂肪、少渣的食

物，补充维生素和矿物质、微量元素等。进餐时注意要细嚼慢咽、心情舒畅。

运动锻炼不仅可以增强体质，还有利于血糖控制和胃肠蠕动。

使患者保持愉悦的精神状态。了解患者的忧虑，让患者加强对疾病的认识，建立良好的医患关系，鼓励患者要有战胜疾病的信心，保持乐观情绪，积极配合治疗，控制血糖。

小贴士

隔姜灸温散胃肠寒邪、调理肠胃治疗DGP：选取上脘、中脘等穴，取厚0.5～1.0cm长宽的姜片置于所灸的穴位上，将点燃后无明火的艾绒放置在姜片上，每穴3～5状，共15～20分钟。

功能性腹痛综合征

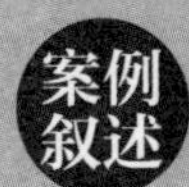

34岁女性，从16岁起即出现肚脐周围持续性疼痛，晨起偶尔可见缓解，疼痛与进食或排便无关，生气及夜间加重，但情绪时常起伏较大，夜间睡眠也极差。患者对本病极度重视，多次于各大医院就诊，均未查明病因，先后以各种西药治疗亦未见明显缓解，后考虑诊断为功能性腹痛，建议患者进行心理治疗，并服用抗焦虑药物；抗焦虑治疗半年后，腹痛偶见好转，但疼痛位置常窜动不定，睡眠时好时差，求助于中医，考虑病久阴虚风动，予滋阴益肾、柔肝止痛相关中药汤剂口服三个月，后继续服用相关中成药，配合心理疏导，症状逐渐减轻。

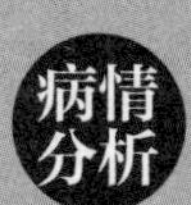

功能性腹痛综合征(functional abdominal pain syndrome，FAPS)又称慢性特发性腹痛或慢性功能性腹痛，腹痛呈持续性或反复发作，不受生理活动影响(如进食、排便等)，有些患者的病史可追溯到儿童时期。腹痛定位多模糊，患者常用于手掌而非手指，在腹部划出一片区域，伴随有一定程度的日常活动能力减退，而与肠道功能无关的一种综合征。中医属于“腹痛”范畴。FAPS的腹痛常常有一定倾向性，并伴随其他躯体不适症状，当疼痛持续很长时间时，多出现心理疾病表现，如抑郁或焦虑等，伴随慢性疼痛的行为和(或)影响患者的生活质量。

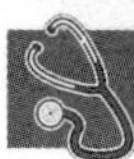

1. 为什么FAPS在药物治疗的同时配合心理治疗也十分必要?

FAPS患者往往合并有抑郁、焦虑或人格改变等异常精神状态。本综合征还可伴随有躯体型疼痛紊乱，如躯体化、转化紊乱、疑虑症等。

心理异常和社会压力引发症状或使症状加剧在FAPS患者中非常普遍，如近亲死亡、不幸的妊娠结果(流产、早产、死胎)、手术史、过大的工作压力等。上述心理创伤可能导致或加重FAPS症状。患者可能存在人际关系适应性障碍，如缺乏家庭、社会的支持、交流和关心，这亦可造成疼痛评分增高，疗效不佳，就诊次数增加，临床预后较差。

同时，在治疗中应注意以下内容。

- 让患者了解 FAPS 及其病因，告诉患者其忧虑是不必要的，用患者可以理解的语言解释各种症状出现的原因，确保患者对讨论内容的理解。

- 医生要引出患者的担忧，并对其担忧有客观明确的解答。明确治疗的重点是帮助患者学会自行控制症状。患者主动参与治疗有助于控制病情，让患者记录几周病情日记，特别是记录腹痛发生的诱因及腹痛时的情绪反应。这不仅可了解诱发病情加重的因素，有助于发现患者面对腹痛时的反应，也有助于精神科专家选择适当的行为治疗策略。

- 医患共同协商治疗方法：明确诊断后，要让患者学着参与制订治疗方案。

2.FAPS 的症状有什么特点?

FAPS 主要表现为起病缓慢的腹痛。腹痛呈持续性或反复发作，不受生理活动影响(如进食、排便等)，有些患者的病史可追溯到儿童时期。腹痛定位多模糊，患者常用于手掌而非手指，在腹部划出一片区域。

FAPS 患者多有心理和性格异常，表现为患者描述疼痛症状时往往带有强烈的感情色彩；患者反复就诊的重点是让医生查明“疾病”，而非缓解疼痛，因此患者常请求医生为自己做名目繁多，但无必要的检查，甚至行剖腹探查，以求证实本病为器质性疾病；平时患者对疾病一直处于高度关注状态；患者多忽略或否认心理因素在本病中的作用，把疾病治愈的希望全部寄托于医师，而自身配合不佳；分散其注意力可减轻疼痛症状，但诱导患者关注疾病，则腹痛加重。

功能性腹痛患者多无明显体征，无固定的压痛点。视诊时可发现某些患者腹部存在多处手术探查的瘢痕；腹部触诊时，其可出现“闭眼征”，即患者以闭上双眼以示疼痛，而器质性疾病所致腹痛如急腹症患者往往会因恐惧而睁大双眼。

3.FAPS 诊断时需要做哪些检查?

由于医生对 FAPS 缺乏足够认识，加上患者就医心情迫切，患者常接受很多不必要的诊疗检查，以求发现器质性病变。

腹痛者除应常规检查血常规、尿常规、大便常规、红细胞沉降率、血生化、C

反应蛋白及胸部X线外，其他可依病情而选定如下检查。

腹部立位片

伴呕吐、便秘及腹膜刺激征者。观察肠管胀气、肠管张力、气液平面或气腹以确定肠梗阻或消化道穿孔。

钡灌肠

有肠梗阻征象又无法确定性质时，可钡剂灌肠以观察结肠是否干瘪无气，发现小肠胀气，结肠空瘪，应考虑为完全性机械性肠梗阻。

钡餐造影

上消化道造影用于观察胃、十二指肠、空肠上段病变。

腹部B超

用于诊断胆道疾病蛔虫、结石、囊肿、肠套叠、胰腺炎肾结石、肾盂积水、肿瘤、卵巢扭转腹内脓肿、血肿等，对阑尾脓肿及周浸润的诊断有帮助。

胃镜、肠镜

对诊断胃肠疾病有帮助。

CT及MRI

可作出腹部病变的定位、定性诊断。

4.FAPS的诊断应遵循怎样的步骤?

临床表现疑诊为FAPS时，推荐以下诊断步骤。

病史中注意病程

腹痛多在6个月以上，疼痛持续或近乎持续，应特别注意疼痛与进食、排便及月经的关系。

便常规与潜血检测

不少于2次，除外肠道感染等。

常规实验室检查

如血常规、尿常规、血浆蛋白、红细胞沉降率、C-反应蛋白、胸部X线片、腹部线片、腹部超声检查，有助于除外相关脏器病变。消化道钡餐检查：常规检查，除外消化道器质性病变。结肠、小肠镜检查兼取活检：在结肠镜检查未发现病变时，条件允许的患者可做小肠镜检查除外小肠病变。

评定心理情绪

进行汉密顿抑郁量表（HAMD）、汉密顿焦虑量表(HAMA) 评定心理情绪状态。

诊断内容

应包括疾病的名称、病情严重程度、心理情绪分型。

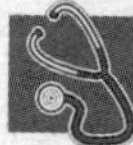

5. 治疗常用哪些中成药?

藿香正气丸

通过解表化湿、祛暑解毒、理气和中的作用，治疗外感寒邪、内伤湿滞证的腹痛。用法: 口服，一次2 ~ 3丸，3次 / 日; 小儿酌减或遵医嘱; 1 ~ 3日为一疗程，服1 ~ 2疗程。

香连丸

具有清热利湿、理气导滞的作用，用于胃肠湿热壅滞证。用法：口服，一次 2 丸，2 ~ 3 次 / 日。

附子理中丸

作用为温中散寒、健脾止泻。针对中虚脏寒型腹痛，常见于腹痛日久、阳气虚损者。

温胃舒胶囊

温胃止痛。用于慢性胃炎，胃脘凉痛，饮食生冷，受寒痛甚。口服一次 3 粒，一日 2 次。

良附丸

有温中散寒、理气止痛的作用。用于寒凝气滞证。用法：口服，一次 3 ~ 6g，2 次 / 日。

元胡止痛片

有理气活血、和血止痛的作用，用于气滞血瘀证。用法：口服，一次 4 ~ 6 片，3 次 / 天。

6. 有的患者使用中成药治疗 FAPS 后症状反而加重了，怎么办?

患者在诊断 FAPS 后，根据辨证论治给患者中成药，使用的多是具有散寒、活血、止痛作用的药物，首先应判断是否明确了诊断，是否有新的症状体征出现，一旦有提示性的症状体征出现，需及时更改治疗方案；如果明确为 FAPS，判断患者的证型是否判断无误，如果证型出现变化，及时准确判断证型的变化对指导用药是否有意义；如果证型也尚未变化，考虑本病较长的病史，同精神心理因素相关性较大，应同患者进行充分的沟通，在确定用药合适的前提下，坚持治疗方案。

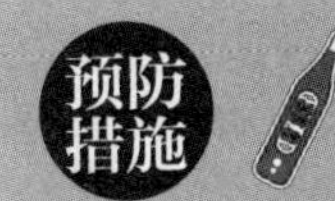

预防措施

避风寒

中医认为，本病亦可由于伤于风寒、寒凝气滞，经脉受阻，不通则痛；或伤于暑热，或寒邪不解，郁而化热，或湿热壅滞，以致传导失职，腑气不通而发生腹痛。

“虚邪贼风，避之有时”避邪气，养正气，是防治疾病的主要法则。在季节变换时尤要注意保暖，尤其是腹部、脚底、腰背和肩等更要保持温暖。

慎起居

遵循《黄帝内经》中的养生原则：春天养肝、养生发之气；夏日养心、养长之气；长夏养脾、养化物之能；秋天养肺、养收肃之功；冬日养肾、养藏之责。做到“天人合一”，作息规律，三餐定时，不过食刺激之物或是生冷之品，保证充足的睡眠。

调饮食

饮食方面，要按照患者的体质辨证进食。食物有寒热温凉四性之分，有酸苦甘辛咸五味之别，故不同体质之人，所摄入饮食性味当不同。如阳虚体寒而痛者，当食温热之物，如牛肉、羊肉、韭菜等；忌食生、冷、硬之品，如牛奶、海蟹、冷饮、凉茶、苦瓜等。阴虚之体则宜近甘润之物，如牛奶、荸荠、枸杞子、梨；忌食温热之物。

畅情志

使患者保持愉悦的精神状态。了解患者的忧虑，让患者加强对疾病的认识，建立良好的医患关系，努力做患者的知心朋友，鼓励患者要有战胜疾病的信心，适当参加体育锻炼，必要时可进行心理咨询，使心理治疗与药物治疗发挥协同作用，以提高疗效。

中医“治未病”护理管理

要对患者进行健康宣教，建立“天人合一”的观念，掌握顺应四时节气变化防病的原则，必要时针对患者体质，应用中医药内服外治干预措施。

小贴士

中医辨证论治及整体论治在本病的疗效上有更加显著的优势，所以应重视随访，可依二十四节气的变化而定期随访；必要时予体质辨识，建立中医健康档案，进行健康管理，体现中医“治未病”的优势，预后往往较佳。

肠易激综合征

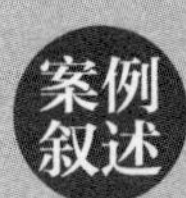

20岁女性，自高考结束后即出现每日腹泻5～6次，腹泻前常伴腹中绞痛，若遇紧张、生气时常诱发腹泻，自觉里急后重、排便不尽、肛门下坠感，劳累或受凉后常加重，次数更频，时觉乏力、食欲下降，常年观察舌边有齿痕。经肠镜等检查未见相关异常。

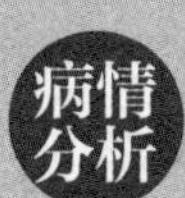

本患者结合症状病史及检查结果，考虑诊断为肠易激综合征。患者患病已有3～4年，并已出现肛门下坠、乏力等气虚表现，结合舌象，符合脾虚之证，加之里急后重、排便不尽等感觉，属于脾虚湿盛证，可予相关健脾渗湿的中药治疗。肠易激综合征（irritable bowel syndrome，IBS）是指一种以腹痛或腹部不适伴排便习惯改变和（或）大便性状异常的功能性肠病，发病率很高，是一种最常见的功能性胃肠病。在药物治疗的同时，应嘱患者进食以少渣易消化的食物为宜；而便秘型的患者除多饮水外，应养成定时排便习惯并增加含纤维素多的食物。

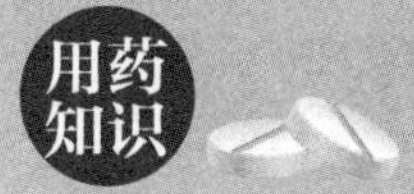

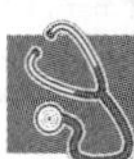

1.IBS如何诊断?

根据IBS罗马Ⅲ诊断标准：反复发作的腹痛或不适，最近3个月内每个月至少有3日出现症状，合并以下2条或多条。

- 排便后症状改善。
- 发作时伴有排便频率改变。
- 发作时伴有粪便性状（外观）改变。
- 诊断前症状出现至少6个月，近3个月满足以上标准。

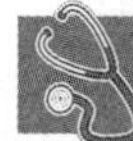

2.IBS可分为几种类型?

IBS不一定是仅仅有便秘或腹泻，目前，将其分为以下几种。

IBS 便秘型 (IBS-C)：>25% 块状或干硬粪便，<25% 糊状或水样粪便；

IBS 腹泻型 (IBS-D)：>25% 糊状或水样粪便，<25% 块状或干硬粪；

IBS 混合型 (IBS-M)：块状或干硬粪便、糊状或水样粪便均 >25%；

IBS 不定型 (IBS-U)：粪便性状不符合上述诊断标准者。

3.IBS 患者饮食上应注意什么?

不良的饮食习惯和膳食结构可以加剧 IBS 的症状。因此，健康、平衡的饮食可有助于减轻患者的胃肠功能紊乱症状。因此饮食上应注意。

无论腹泻还是便秘，补充纤维都有好处。纤维可加速食物的运转，增加粪容量，使排便顺利。水果、蔬菜、谷类、玉米等富含植物纤维。

限制产气食物(如咖啡、碳酸饮料、酒精及豆类、甘蓝、苹果和葡萄等)的摄入，产气食物进入肠道后，经肠道细菌分解产生大量气体，可使肠道扩张、肠蠕动缓慢，引起胀气、腹痛、便秘或腹泻。

要做到饮食规律，以饮食清淡、易消化、少油腻为原则。一日三餐定时定量，不过饥过饱，不暴饮暴食，这样有利于肠道消化吸收平衡，避免因无规律饮食而致肠道功能紊乱。

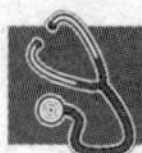

4. 使用中成药治疗 IBS 应当注意哪些方面呢?

本病发生的基础多由素体脾胃虚弱或久病伤脾，病位在肠，涉及肝、脾、肾三脏，脾胃虚弱和肝气不舒存在于肠易激综合征发病的整个过程，肝郁脾虚是导致肠易激综合征发生的重要因素。因此治疗上，无论何种 IBS，疏肝健脾的思想都应贯穿整个治疗过程，从调肝、健脾、养心、调整阴阳气血等几个方面进行治疗。使用的中成药可选用健脾渗湿的参苓白术丸（颗粒），每次 6 ~ 9g、每日 2 次或人参健脾丸，每次 6g，每日 2 次，适用于脾虚湿阻导致的泄泻。

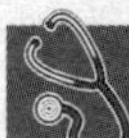

5. 腹泻型和便秘型 IBS 都应如何选用中成药?

对于腹泻为主要症状的患者，中药治疗具有经济有效的特点。常见的证型有肝郁脾虚、脾胃湿热、脾肾阳虚。中成药固本益肠丸、葛根芩连丸常有较好的效果。

固本益肠片：8 片，每日 3 次；四神丸：9g，每日 1 ~ 2 次；适于脾肾阳虚导致的泄泻。

⊕ 葛根芩连丸：6g，每日2次；香连丸：6g，每日2次；适用于脾胃湿热导致的泄泻。

⊕ 以肝郁见证明显者，可加予疏肝解郁之品，如气滞胃痛颗粒舒肝理气，和胃止痛。开水冲服。一次2.5g，每日3次。

⊕ 中医治疗IBS-C患者疗效确切而持续时间相对较长，常见的证型可以分为肝郁气滞、肠道燥热等，中成药前者采用四磨汤，后者可以采用麻仁丸，伴有阳气虚衰可以加用芪蓉润肠液口服。

⊕ 麻仁丸：每次6 ~ 9g，每日2次；麻仁润肠丸 6g，每日3次；适用于肠道燥热导致的便秘。

⊕ 四磨汤口服液；每次10ml，每日3次，适用于肝郁气滞导致的便秘。

6.IBS 患者的心理特点有哪些？如何疏导呢？

此类患者常常伴有明显抑郁、焦虑和行为紊乱，部分症状和生理事件如进食及排便有关，疼痛呈持续性。此类患者的特点如下所述：

⊕ 持续寻找证实疾病。

⊕ 否认心理状态是其影响因素。

⊕ 持续不必要的诊断和治疗。

⊕ 持有不现实的治愈期望。

治疗应该以治疗心理障碍为主，单纯针对消化系统用药，效果往往不佳。首先要告知家属或患者病情，建立良好的信任感，帮助建立阶段性的治疗目标，并进行进行治疗，逐步实现目标以提高患者的生活治疗。通过疗效，在分阶段治疗中争取逐步建立患者信心，建立患者在治疗中的自身责任感。

7.IBS 的心理特点对用药有何影响？

患者心理状态不稳定、情绪急躁易怒与症状复发、疾病迁延不愈甚至加重都有很大的关系，同时还会影响药物疗效，因此患者在治疗期间一定要注重心理调节和医患沟通，必要时可以根据患者情况酌情加予疏肝解郁、理气活血或益气健脾的药物。

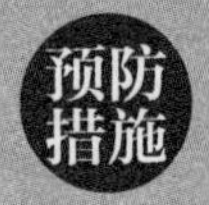

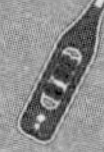

未病前的肠易激综合征的预防

- 积极锻炼身体，增强体质，预防疾病。
- 对可疑不耐受的食物，如虾、蟹、牛奶、花生等尽量不食，辛辣、冰冻、油腻生冷食物及烟酒要禁忌。同时避免泻药及理化因素对肠道的刺激。饮食定量，不过饥过饱，养成良好的生活习惯。
- 避免精神刺激，解除紧张情绪，保持乐观态度是预防本病的关键。
- 急性肠道感染时应积极治疗。

已病后肠易激综合征的预防

- 少食多餐。腹泻患者应食少渣、易消化、低脂肪、高蛋白食物；便秘者应食多纤维蔬菜、粗粮等，建立定时排便习惯。避免过食生冷及刺激性食物。
- 本病一般无需卧床休息，鼓励患者劳逸结合，可参加适当的工作、建立良好的生活习惯。
- 本病精神护理非常重要，医护人员必须与家属互相配合，解除患者思想顾虑，根据检查结果，让患者了解本病的起因、性质及良好的预后，以解除紧张情绪，树立战胜疾病的信心。
- 本病一般不危及生命。但重要的是这些患者的慢性病症状，很易掩盖新发生的肠道恶性病变。为此，医者应随时提高警惕，注意对并发器质病变的早期发现。

小贴士

用食盐炒热装在布袋里敷在脐周围，或用热水袋敷在腹部，对由寒湿内盛引起的腹痛、腹泻有良好疗效。嘱患者在使用过程中注意防止烫伤。

消化道息肉病

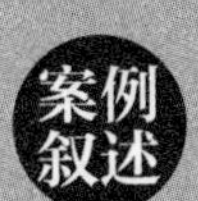

51岁男性，近1个月间断腹泻，每日4～5次，偶见胃脘部隐痛。遂于医院就诊，查肠镜时发现0.5×0.6cm直肠息肉2枚，予肠镜下钳除，后经医生建议又行胃镜检查，发现0.3×0.4cm胃息肉3枚。胃息肉与肠息肉经病理检查均示：增生性息肉，建议其1年后复查。息肉钳除后，腹泻症状消失。

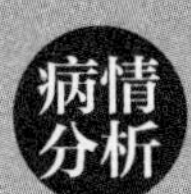

消化道息肉指黏膜面突出的一种赘生物，而不管它的形态、大小及组织学类型。息肉包括增生性、炎症性、错构瘤、腺瘤及其他肿瘤等。一般息肉虽属于良性，但其中一部分有恶变倾向。胃肠道的息肉经胃肠镜诊断明确后，根据息肉的大小、生长的部位、有蒂与否、病理类型，可选择电烧、微波、射频、套扎或者氩气刀等治疗。中医认为，息肉多与体内湿浊停滞，凝结为痰，痰瘀交阻；或脉络不畅，瘀血及痰浊搏结于内，凝聚不散而形成。无论何种原因，均非一朝一夕之事，病变常由气分渐入血分。其病机要点为气滞湿阻，故用药重在理气化瘀、软坚散结。

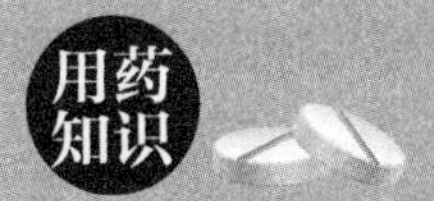

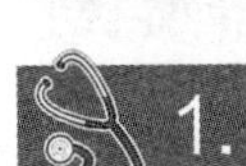

1. 息肉发生的原因是什么呢?

目前认为其病因可能与以下因素相关。

长期腹泻，很多患者肠道黏膜容易过敏，如饮酒、吃辣椒或油腻食物或海鲜后出现腹泻，有些患者会无原因的出现腹泻，肠道黏膜出现慢性炎症，易导致肠道息肉的生长。

长期便秘，便秘的患者经常是几日排便一次，粪便长期在肠道内储存会产生各种毒素，导致肠黏膜出现慢性炎症，易生长息肉。

遗传，如家族性结肠息肉病、Peutz-Jeghers综合征等具有家族史，是一种遗传疾病。

炎症性疾病，如溃疡性结肠炎、克罗恩病等疾病易并发息肉病。

2. 消化道息肉病一般有什么症状?

胃息肉的患者早期无明显症状，约半数的患者在胃钡餐造影、胃镜检查或者其他原因而手术时意外发现。症状以胃脘部不适与隐痛最为常见，偶有恶心和呕吐，带蒂的幽门腺息肉脱垂可产生餐后上腹痉挛性疼痛或暂时性幽门梗阻，贲门部息肉可向食管脱垂引起暂时性吞咽困难。息肉可因表面糜烂或溃疡而发生出血。本病也可无阳性体征，若胃息肉伴出血的患者可有缺铁性贫血的表现。

肠息肉患者少数有腹部不适、腹胀或者大便习惯的改变，部分病例可以具有以下一个或几个症状。

便血：便血以左侧结肠内的息肉较多见，尤以绒毛状腺瘤及幼年性息肉比较多见，粪便可混有血液或者鲜血便，有时甚至可引起贫血。儿童期无痛性血便，以结肠息肉引起者最多见。

粪便改变：大肠息肉可以造成较多黏液排出，有时息肉为多发性或体积较大者，亦可引起腹泻或造成排便困难。有些较大的绒毛状腺瘤可以有大量的黏液分泌排出，每日排出的黏液可达 1 ~ 3L 以上，排出液内钠、钾含量很高，因此在临床上可造成失水、低氯、低钾、低钠的症状，严重时可以昏迷，休克甚至死亡。

腹痛：比较少见，有时较大息肉可以引起肠套叠，以至造成肠梗阻而出现腹痛。

息肉脱垂：在直肠内带有长蒂的息肉可以在排便时脱出肛门外，此种症状小儿比较多见。

3. 发现息肉如何治疗呢?

虽然内镜下摘除息肉是一种安全、简单、痛苦小且经济的治疗方法，但是现代医学中无良好的预防或者减缓结肠息肉发生的方法，临床工作中一般选择定期且及时行结肠镜检查，以便发现息肉并对其实行摘除治疗，可有效地减少结肠癌的发病率、筛查早期结肠癌，对降低结肠癌的病死率至关重要。

4. 治疗息肉病有哪些中医特点呢?

在治疗息肉的过程中要以脏腑虚损为本，气滞血瘀、水蓄停积为标，病机特点为本虚标实、虚实夹杂。随着病机的转变，恰当用药，把握方寸，才能使正复邪去，达到治疗目的。

此外，可以用中药煎剂保留灌肠治疗和预防消化道息肉复发，多选用清热解毒及健脾化湿的方法，对已行内镜下治疗的结肠多发腺瘤性息肉的患者进行灌肠治疗。

5. 如何针对不同的病因病机辨证使用中成药治疗息肉呢?

根据病因病机、临床证候及实践经验，大体将该病归纳为以下五个基本证型。

脾胃寒湿证

治法：驱寒化湿，健脾益胃。可选用参苓白术散等健脾渗湿的中药。

脾胃湿热证

治法：清热利湿，健脾和胃。可选用葛根芩连汤、三九胃泰颗粒或藿香正气水等药物。

中虚脏寒证

治法：温中补虚，缓急止痛。可予小建中汤、温胃舒胶囊或附子理中丸等药物。

气机郁滞证

治法：疏肝解郁，行气止痛。可予气滞胃痛颗粒、柴胡疏肝散或加味逍遥丸等。

瘀血阻滞证

治法：养血活血，化瘀止痛。可予丹参饮或少腹逐瘀汤或加味逍遥丸等药物。

6. 已行息肉切除手术的患者，是否就不需要服用中成药治疗了?

息肉的形成与患者体质密切相关，无论患者是否行息肉切除，如果患者有明显的症状，或经辨证发现体质出现明显偏颇者，都可以根据辨证准确使用中成药进行治疗和预防。

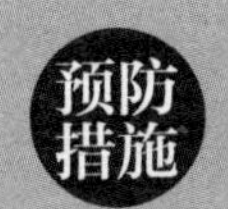

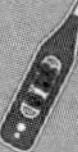

本病患者常可见情志内伤，过度劳累或饮食失节等因素。因此，合理的生活调养至关重要。

脾胃为后天之本，气血生化之源，气机升降的关键，人以胃气为本，治胃最难，每日三餐，稍有失慎，都要影响脾胃的功能。因此在饮食上要非常注重，养成规律的饮食习惯，不暴饮暴食，饮食清淡，少食生冷辛辣油腻等刺激性食物来伐伤胃阳、损害脾运。

- 注意保持情志舒畅，注意劳逸结合，消除各种诱因。
- 一旦发现相关症状，注意及时就医，准确检查，明确诊断。
- 注意有无家族遗传病史，如有者，建议定期检查。

小贴士

选择不同的内镜下治疗息肉后，要嘱患者严格卧床休息，三日内避免剧烈活动，以进食清淡事物为主，保证充足的睡眠，注意腹部体征，必要时行立位腹部线片检查。避免肠穿孔的发生，尤其老年人行结肠息肉治疗术后尤为重要。

溃疡性结肠炎

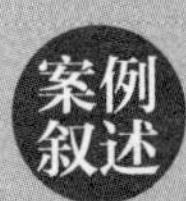

56 岁男性，平均每年夏季患肠炎腹泻 2 次，半年前遇冷感冒后出现腹泻，每日 5 ~ 8 次不等，伴有腹痛，后逐渐出现便中带血或白色黏液，伴有腹痛，喜温喜按，四肢冰凉，腰酸。经肠镜检查后确诊为溃疡性结肠炎。

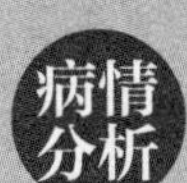

溃疡性结肠炎 (ulcerative colitis，UC) 又称慢性非特异性溃疡性结肠炎或特发性溃疡性结肠炎，以腹痛、腹泻、黏液脓血便、里急后重为主要临床表现，病情轻重不一，多反复发作，呈慢性病程，并可合并多种局部或全身并发症，少数呈暴发型发病，甚至危及生命。本病可发生在任何年龄，多见于 20 ~ 40 岁，亦可见于儿童或老年。近年患病率有所增加，重症也常有报道。逐渐成为消化内科的常见疑难病，严重影响患者身体健康和生活质量。是一种主要累及直肠、结肠黏膜的慢性非特异性炎症，西医属于炎症性肠病（IBD）范畴，中医属于“休息痢”、“久痢”、“久泻”等范畴。

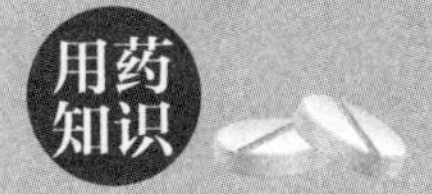

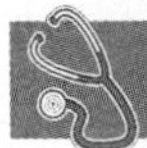

1. 中医认为溃疡性结肠炎发生的原因是什么呢?

中医认为本病多因外感时邪、饮食不节（洁）、情志内伤、素体脾肾不足所致，发病基本病理因素有气滞、湿热、血瘀、痰浊。

本病病位在大肠，发病与脾（胃）、肝、肾有关，肺气失调，大肠不固亦与 UC 发病相关。湿热蕴肠为主要病理因素，脾虚失健为主要发病基础，饮食不调为主要发病诱因。

本病多为本虚标实之证，活动期的主要病理因素为湿热，主要病机为湿热蕴肠，气血不调；缓解期的主要病机为正虚邪恋，运化失健，且本虚主要为脾虚，兼有肾亏。

本病以脓血便为主要症状者的主要病机是湿热蕴肠，脂膜血络受伤。以泄泻为主要症状者实证的主要病机为湿热蕴肠，大肠传导失司；虚证为脾虚湿盛，大肠传导失司。以便血为主要症状者实证的主要病机为湿热蕴肠，损伤肠络，络损血溢；虚证为湿热伤阴，虚火内炽，灼伤肠络，两者的病机关键均有瘀热阻络，迫血妄行。腹痛较甚者实证的主要病机为湿热蕴肠，气血不调，肠络阻滞，不通则痛；虚证为土虚木旺，肝脾失调，虚风内扰，肠络失和。出现脓血便伴发热者的主要病机是热毒内盛，血败肉腐。

2.UC 一般有什么症状?

本病一般起病缓慢，少数急性起病，偶见急性暴发起病。病程呈慢性经过，多表现发作期与缓解期交替，少数症状持续并逐渐加重。部分患者在发作间歇期可因饮食失调、劳累、精神刺激、感染等诱因诱发或加重症状。临床表现与病变范围、病程与病期等有关。

消化系统表现

腹泻和黏液脓血便：黏膜脓血便是本病活动期的重要表现。大便次数及便血的程度反映病情的轻重，轻者每日排便 2 ～ 4 次，便血轻或无；重者每日可达 10 次以上，脓血显见，甚至大量便血。除有便频、便血外，偶尔反有便秘，这是病变引起直肠排空功能障碍所致。

腹痛：轻型患者可无腹痛或仅有腹部不适，一般诉有轻度至重度腹痛者，多为左下腹或下腹的阵痛，亦可涉及全腹。

其他症状：可有腹胀，严重病例可有食欲不振、恶心、呕吐。

体征：轻中型患者仅有左下腹轻压痛，有时可以触及痉挛的降结肠或乙状结肠。重型和暴发型患者常有明显的压痛和鼓肠。若有腹肌紧张、反跳痛、肠鸣音减弱应注意中毒性巨结肠、肠穿孔等并发症。

全身表现

一般出现在中、重型患者。中、重型患者活动期常有低度至中度发热。高热多提示合并症或见于急性暴发型。重症或病情持续活动可出现衰弱、消瘦、贫血、低蛋白血症、水与电解质平衡紊乱等表现。

肠外表现

本病可伴有多种肠外表现，包括外周关节炎、结节性红斑、坏疽性脓皮病、巩膜外层炎、前葡萄膜炎、口腔复发性溃疡等，这些肠外表现在结肠炎控制或结肠切除后可以缓解或恢复；骶髂关节炎、强直性脊柱炎、原发性硬化性胆管炎及少见的淀粉样变性、急性发热性嗜中性皮肤病等，可与溃疡性结肠炎共存。

3.UC 如何检查和诊断呢?

结肠镜检查为本病的首选诊断方法，病变多从直肠开始，呈连续性、弥漫性分布。

临床表现疑诊为 UC 时，推荐以下诊断步骤。

- 病史中注意病程：腹泻腹痛多在 4 ~ 6 周以上，应特别注意新近肠道感染史、抗生素和非甾体类抗炎药（NSAID）等用药史、戒烟与应激因素等。
- 粪便常规与培养：不少于 3 次，根据流行病学特点做相关检查除外阿米巴痢疾、血吸虫病等。
- 结肠镜检查兼取活检：重症患者或暴发型患者可缓作或仅作直肠、乙状结肠镜检查。
- 钡剂灌肠检查：可酌情使用，重度患者不推荐。
- 其他常规实验室检查：如血常规、血浆蛋白、红细胞沉降率、C- 反应蛋白、腹部线片、超声检查，有助于确定疾病的严重度和活动度。有条件的单位亦可作粪便钙卫蛋白、乳铁蛋白等检测，了解炎症活动性。
- 诊断内容应包括疾病的临床类型、严重程度、病情分期、病变范围及并发症。

4. 诊断 UC 时要特别注意什么?

克罗恩病(Crohn’s disease，CD)临床上与UC同属于炎症性肠病(inflammatory bowel disease，IBD）。均有腹痛、腹泻症状，鉴别诊断较困难。对于结肠炎症性肠病一时难以区分 UC 与 CD 者，临床可诊断为炎症性肠病类型待定（type unclassified，IBDU）。

5. 如何针对不同的病因病机辨证使用中成药治疗 UC 呢?

结合 UC 的不同证型，辨证使用中成药，如脾虚湿蕴证者，症见腹泻便溏，夹有不消化食物或黏液脓血便，白多赤少，伴见腹部隐痛，脘腹胀满，食少纳差，神疲懒言，可予补脾益肠丸补中益气、健脾和胃、涩肠止泻、止痛止血，口服，一次

6g，3次／日。

若见脾肾阳虚证，久泻不止，大便稀薄，夹有白冻，或伴有完谷不化，甚则滑脱不禁，伴有腹痛喜温喜按，形寒肢冷，腰酸膝软者，可予固本益肠片、四神丸等健脾温肾，涩肠止泻。

若为肝郁脾虚证，患者情绪抑郁或焦虑不安，且常因情志或饮食因素诱发大便次数增多，腹痛即泻，泻后痛减，伴嗳气不爽，食少腹胀等。可予固肠止泻丸（结肠炎丸）调和肝脾、涩肠止痛。口服，一次4g（浓缩丸），或一次5g（水丸），3次／日。

灌肠治疗常用于病变位于左半结肠的患者，有确切的疗效，药物可直达病所，同时使肠腔液体溶质离子充分交换，及时排除粪便和毒物。随后通过机器灌入药物，扩大了结肠黏膜的可灌洗面积，提高药物生物利用度，减少了药液有效成分的损失，能使药物更有效地直接作用于患处肠黏膜，改善局部血液循环，促进炎症愈合，增强免疫功能。

常用灌肠中成药有：锡类散、云南白药等。将灌肠药100mL，每晚睡前保留灌肠1次，灌注时，嘱患者抬高臀部，以延长药物保留的时间并可扩大分布范围，药物保留在直肠内的时间越长越好，半个月为一个疗程。

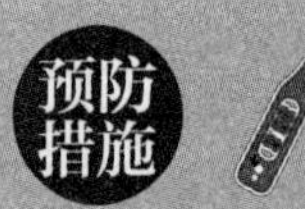

避风寒

在季节变换时要注意保暖，尤其是腹部和脚底更要保持温暖。

慎起居

生活要有规律，有固定的作息时间，一日三餐，定时定量，保证充足的睡眠。

调饮食

饮食方面，忌食生、冷、硬、辛辣刺激性食物及过于油腻食物，宜食少渣、易消化的食物，牛奶、海产品过敏者应尽量避免食用，不吃过期、不洁食物，戒烟酒。

畅情志

使患者保持愉悦的精神状态。了解患者的忧虑，让患者加强对疾病的认识，建立良好的医患关系，努力做患者的知心朋友，鼓励患者要有战胜疾病的信心，适当参加体育锻炼，必要时可进行心理咨询，使心理治疗与药物治疗发挥协同作用，以提高疗效。

小贴士

提肛运动养肠道：提肛运动在坐、卧和站立时均可进行。方法如下：思想集中，收腹，慢慢呼气，同时用意念有意识地向上收提肛门，当肺中的空气尽量呼出后，屏住呼吸并保持收提肛门 2 ~ 3 秒，然后全身放松，让空气自然进入肺中，静息 2 ~ 3 秒，再重复上述动作；同样尽量吸气时收提肛门，然后全身放松，让肺中的空气自然呼出。每日 1 ~ 2 次，每次 30 下或 5 分钟。

功能性腹泻

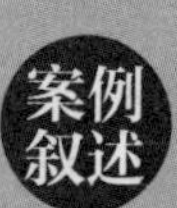

40岁男性，腹泻病史21年，每日腹泻4～5次，无腹痛，无明显诱因引起或加重，经多次检查无异常，先后行益生菌、胃肠动力药物等治疗未见明显缓解，考虑为功能性腹泻，遂予中药治疗，问起其他症状，患者尤见气短乏力，泻后有肛门下坠感及便不尽感，遂于参苓白术散等药物治疗1年后，大便逐渐正常。

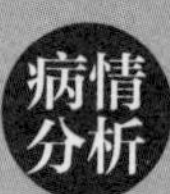

功能性腹泻（functional diarrhea）是指持续地或反复地出现排稀粪（糊状粪）或水样粪，不伴有腹痛或腹部不适症状的综合征。很少有研究将功能性腹泻从腹泻型IBS中独立出来单独诊断。因此，难以提供精确的发病率。本病的病变主脏在脾，病因主要为湿，脾虚湿盛是导致本病发生的重要因素。若迁延日久，每可从实转虚，久泻复加湿食所伤，亦可引起急性发病，表现虚中夹实的证候。

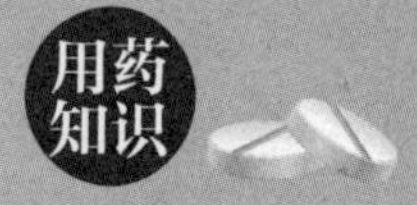

1. 功能性腹泻如何诊断？

根据2006年公布的罗马Ⅲ诊断标准：至少75%的粪便为稀便（糊状便）或水样便，不伴有腹部疼痛。患者需在诊断前6个月出现症状，在最近的3个月满足诊断标准。

2. 考虑为功能性腹泻者要做什么检查呢？

- 3次以上的粪常规加潜血及粪便细菌培养阴性。
- 血常规、尿常规、血生化（血糖、肝功能、肾功能）、红细胞沉降率、甲状腺功能检查正常。
- 腹部B超检查常无阳性发现。
- 结肠镜检查黏膜无明显异常，组织学检查基本正常；或X线钡灌肠检查无阳性发现，或结肠有激惹现象。

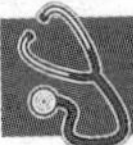

3. 中医如何看待功能性腹泻？

中医认为其属于“泄泻”范畴。本病的主要病变在于脾胃与大小肠。致病原因有外感六淫、内伤七情、饮食失调及脏腑虚弱等，但主要关键在于脾胃功能障碍。

脾胃功能障碍是由多种原因引起的，有外邪影响，脾胃本身虚弱，肝脾不和及肾阳不足等，均可导致脾胃功能失常，而发生泄泻。

4. 中成药治疗功能性腹泻时应注意什么？

脾虚湿胜是导致本证发生的重要因素。外因与湿邪关系最大，湿邪侵入，损伤脾胃，运化失常，所谓“湿胜则濡泄”。内因则与脾虚关系最为密切，脾虚失运，水谷不化精微，湿浊内生，混杂而下，发生泄泻。肝肾所引起的泄泻，也多在脾虚的基础上产生。

所以用药也要基于健脾渗湿，可选用健脾温肾的固本益肠片口服，一次 8 片，3 次 / 日；或予调和肝脾、涩肠止痛的固肠止泻丸一次 4g（浓缩丸），或一次 5g（水丸），3 次 / 日；或予补脾益肠丸，以补中益气、健脾和胃、涩肠止泻、止痛止血、生肌消肿，口服，一次 6g，3 次 / 日，30 日为一疗程，一般连服 2 ~ 3 个疗程。

5. 如何根据功能性腹泻病程发展使用中成药？

- 腹泻初期外感表寒，引起寒湿腹泻者，泻下大便清稀或如水样，肠鸣明显，建议予解表散寒、芳香化湿的藿香正气散。

- 如湿邪入里化热，继而湿热内蕴，泻下急迫或泻下不爽，大便色黄秽臭，肛门灼热，烦热口渴，小便短黄者，可予龙胆泻肝片或葛根芩连汤。

- 若因食滞泻下大便臭如败卵，伴有不消化食物，且嗳腐吞酸，食欲不振，脘腹胀满，泻下不爽者，可因势利导，采用“通因通用”之法，消食导滞，可合用枳实导滞丸与保和丸。

- 若因肝郁乘脾而泄泻，每因情志不畅而发或加重，伴胸胁胀闷、嗳气，则应抑肝扶脾，可予痛泻要方或柴胡疏肝散或逍遥丸。

- 若疾病日久，致使脾胃虚弱明显，出现食后腹胀、食欲不振、倦怠乏力、神疲懒言，则应健脾化湿，可予参苓白术散治疗。

- 疾病后期，若出现肾阳虚衰证，见晨起泄泻、大便清稀或夹不消化食物，喜暖喜按、形寒肢冷、腰膝酸软，应当温肾健脾、固涩止泻。可以应用四神丸等温阳药物治疗。

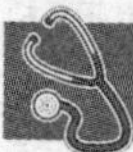

6. 为何功能性腹泻要强调饮食治疗?

尽管功能性腹泻的病因和发病机制尚不十分明确，改变饮食习惯在某种程度上可以改善患者的症状。有些医生建议避免食用含有咖啡因类物质（咖啡、茶等）或者人造甜味剂（果糖、甘露醇、山梨醇等）。饮食治疗尚未得到严格的评价，另有些医生提倡少渣饮食，麦麸、蔬菜和水果的纤维具有导泻作用。

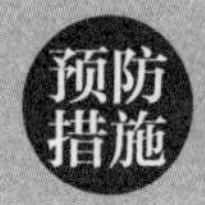

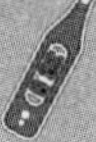

- 应注意休息，不易过劳及多思多虑，或暴怒抑郁。
- 避免风寒暑湿，尤不可受凉，注意保暖，必要时热敷腰部腹部。
- 给予流质或半流质饮食，宜吃富有营养的清淡软食，谷类可吃薏仁粥、大蒜粥、白山药粥，蔬菜宜吃生姜、大蒜等。肉类如黄雄鸡肉、猪肾、猪肝等。虚寒者，果类可食大枣、栗子、乌梅、石莲等。忌食辛辣肥甘厚味。
- 虚寒者可予姜汤饮，温以振脾阳，调和胃气。
- 加强体质锻炼，增强体质，使脾脏不易受邪。
- 加强食品卫生安全及饮用水的管理，防止污染。不吃腐烂变质的食物，不喝生水，生吃瓜果要清洗，养成饭前便后洗手的良好习惯。

小贴士

提肛运动养肠道：提肛运动在坐、卧和站立时均可进行。方法如下：思想集中，收腹，慢慢呼气，同时用意念有意识地向上收提肛门，当肺中的空气尽量呼出后，屏住呼吸并保持收提肛门 2 ~ 3 秒，然后全身放松，让空气自然进入肺中，静息 2 ~ 3 秒，再重复上述动作；同样尽量吸气时收提肛门，然后全身放松，让肺中的空气自然呼出。每日 1 ~ 2 次，每次 30 下或 5 分钟。

难治性便秘

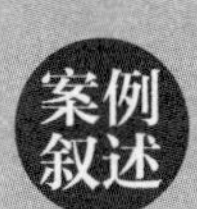

60 岁男性，便秘病史 7 年，开始为间断性便秘，近 2 年每次排便均需使用开塞露等辅助通便，先后行 4 次肠镜检查，除了第二次发现肠道息肉，其他次均正常，息肉钳除后未见复发，但便秘无明显改善。患者每日锻炼 2 小时以上，且时常按摩腹部，饮食规律，间断进行中西医治疗，服用双歧杆菌等益生菌、枸橼酸莫沙必利、多潘立酮片等促进胃肠动力药物及麻子仁丸、麻仁润肠口服液等润肠通便的中成药，症状时缓时重。

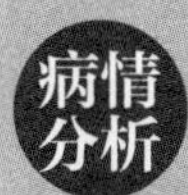

结合患者症状、病史和检查结果，考虑符合难治性便秘。便秘(constipation) 是由胃肠道疾病、累及胃肠道的系统性疾病、药物、不良的饮食和排便习惯及精神等因素引起的一种排便障碍症状。属于中医"大便难"、"后不利"、"脾约"、"便秘"等范畴。如果排便次数减少、粪便量减少、粪便干结、排便费力，病程超过 6 个月以上就称之为慢性便秘 (chronic constipation，CC)，如果常规治疗疗效欠佳，或长期依赖泻药久治不愈者就属于难治性便秘的范畴。

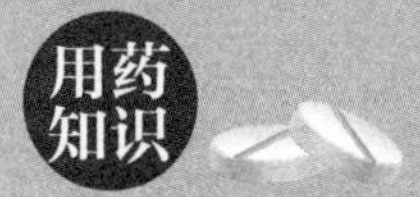

1. 难治性便秘分为几种？

由于慢性便秘常规治疗疗效欠佳，或长期依赖泻药久治不愈者就属于难治性便秘，与慢性便秘有关的功能性疾病包括功能性便秘（functional constipation，FC)、功能性排便障碍（functional defecation disorders）及便秘型肠易激综合征（irritable bowel syndrome with constipation，IBS-C）。根据引起便秘的肠道动力和肛门直肠功能改变的特点将功能性便秘分为 3 型：慢性传输型便秘 (slow transit constipation，STC)、出口梗阻型便秘（outlet obstructive constipation，OOC）和混合型便秘（MIX)。

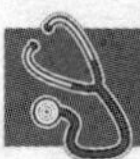 2. 便秘发生的特点有哪些?

便秘是临床常见病、多发病，随着年龄的增长患病率明显增加，老龄化已成为本病的高危因素。女性患病率明显高于男性，农村患病率高于城市。

难治性便秘主要表现为便次太少或排便不畅、费力、困难、粪便干结且量少。许多患者的排便每周少于3次，严重者长达2 ～ 4周才排便一次；有的每日排便可多次，但排便困难，排便时间每次可长达30分钟以上，粪便硬如羊粪，且数量极少。

根据临床分型的不同，各自具有以下临床特征。

结肠型便秘

- 常有排便次数减少 (<3次 / 周)，便意少；粪质坚硬，可发生粪便嵌塞。
- 肛门直肠指检时无粪便或触及坚硬的粪便，而肛门外括约肌的缩肛和力排功能正常。
- 全胃肠或结肠传输时间延长。
- 缺乏出口梗阻型便秘的证据，如气球排出试验正常，肛门直肠测压显示正常。

直肠型便秘

- 排便费力，排便不尽感，肛门下坠感，排便量少，有便意或缺乏便意。
- 肛门直肠指检时直肠内存有不少泥样粪便，用力排便时肛门外括约肌呈矛盾性收缩。
- 全胃肠或结肠传输时间显示可能延长，但多数标志物可潴留在直肠内，用力排时直肠能出现足够的推进性收缩。
- 肛门直肠测压，肌电图或X线检查的证据，表明在反复用力排便时，盆底肌群不合适的收缩或不能放松，呈矛盾性收缩，或直肠壁的感觉阈值异常。

混合型便秘

具备以上特点，结肠型便秘和直肠型便秘同时存在，在病史中尤应注意的是若患者以腹痛为主要表现时，多属于便秘型肠易激综合征。

功能性排便障碍

功能性排便障碍的特征为，试图排便时盆底肌肉矛盾收缩或不能充分松弛（不协调性排便），或排便推进力不足。通常与排便费力、排便不尽感及排便时须用手指协助等症状有关。不协调性排便占慢性便秘的20% ～ 81%，因检查假阳性率高，这一比例可能被高估，女性患病率高于男性。

便秘型肠易激综合征

伴有周期性便秘与较频繁的正常大便交替，大便经常有白色黏液，疼痛呈绞榨样，阵发性发作，或持续性隐痛，排便后可缓解。进食常会促发症状，也可以出现腹胀、恶心、消化不良和烧心等症状。

3. 便秘只与肠道相关吗？中医是如何认识的？

难治性便秘的发生与大肠、脾、胃、肺、肝、肾等多脏腑功能失调有关。其病位在大肠，与肺、胃、肾、肝、小肠和魄门相关。中医将本病分为实秘和虚秘，实秘一般多属于实证，起病急、病程短，及时有效的调治可以防治；虚秘一般属于虚证，起病缓，病程长，需要长期的调养方可起效。临床难治性便秘一般多见于虚秘，或者虚实夹杂证。

4. 如何辨证治疗难治性便秘？

肠胃积热者，素体阳盛，或热病之后，余热留恋，或肺热肺燥下移大肠，或过食醇酒厚味，或过食辛辣，或过服热药而致毒热内盛，均可致肠胃积热，耗伤津液，肠道干涩失润，粪质干燥，难于排出，形成所谓“热秘”，可予清热润肠的麻子仁丸、黄连上清丸。

气机郁滞证者，多因忧愁思虑，脾伤气结；或抑郁恼怒，肝郁气滞；或久坐少动，气机不利；或外科手术后肠道粘连；或跌打损伤伤及胃肠；或虫积肠道；或肺气不降，均可导致腑气郁滞，通降失常，传导失职，糟粕内停，不得下行，或欲便不出，或出而不畅，或大便干结而成气秘。如《金匮翼·便秘》曰：“气秘者，气内滞而物不行也。”气秘者，可酌情予顺气导滞的六磨汤或四磨汤口服。

阴寒积滞者，因恣食生冷，凝滞胃肠；或外感寒邪，直中肠胃；或过服寒凉，阴寒内结，均可导致阴寒内盛，凝滞胃肠，传导失常，糟粕不行，而成冷秘。可予温润通便的药物，如济川煎等。

或见气虚阳衰者，饮食劳倦，脾胃受损；或素体虚弱，阳气不足；或年老体弱，气虚阳衰；或久病产后，正气未复；或过食生冷，损伤阳气；或苦寒攻伐，伤阳耗气，均可导致气虚阳衰，气虚则大肠传导无力，阳虚则肠道失于温煦，阴寒内结，便下无力，使排便时间延长，形成便秘。如《景岳全书·秘结》曰：“凡下焦阳虚，则阳气不行，阳气不行则不能传送，而阴凝于下，此阳虚而阴结也。”可予益气之品，轻者予参苓白术散、芪蓉润肠口服液，重者可予肾气丸等。

阴亏血少者，多因素体阴虚，或病后产后，阴血虚少；或失血夺汗，伤津亡血；或年高体弱，阴血亏虚；或过食辛香燥热，损耗阴血，均可导致阴亏血少，血虚则大肠不荣，阴亏则大肠干涩，肠道失润，大便干结，便下困难，而成便秘。应予滋阴养血、润燥通便治疗，可予润肠丸、当归补血丸或麻仁润肠口服液、麻仁润肠丸。

5. 常见应用的中成药如何使用?

随着我国经济和社会的发展，本病的发病率呈逐年上升的趋势。对于单用西医或者单用中医疗效欠佳的难治性便秘，就要考虑用中西医结合方法进行治疗。常用的中成药如下所述。

麻仁润肠丸

润肠通便，每次 1 ~ 2 丸，2 次 / 日，适用于肠道实热证。

黄连上清丸

清热通便，水丸或水蜜丸每次 3 ~ 6g，大蜜丸每次 1 ~ 2 丸，2 次 / 日，适用于肠道实热证。

枳实导滞丸

消滞利湿、泻热通便，每次 6 ~ 9g，2 次 / 日，适用于肠道气滞证。

木香槟榔丸

行气导滞、泻热通便，每次 3 ~ 6g，2 ~ 3 次 / 日，适用于肠道气滞证。

四磨汤

顺气降逆、消积止痛，每次 20ml，3 次 / 日，适用于肠道气滞证者。

苁蓉通便口服液

润肠通便，每次 10 ~ 20ml，1 次 / 日，适用于脾肾阳虚证。

芪蓉润肠口服液

每次 20ml，3 次 / 日，适用于肺脾气虚证。

五仁润肠丸

润肠通便。每次 1 丸，2 次 / 日，用于津亏血少证。

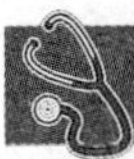

6. 如何通过调摄饮食改善便秘?

便秘者需要更多的纤维素维持大便的体积和肠道传输功能。增加膳食中的纤维素。可提高粪便的含水量，促进肠内有益细菌的增殖，增加粪便的体积，加快肠道传输，使排便次数增加。必要时可通过膳食纤维制剂的补充，膳食纤维制剂包括麦麸、甲基纤维素等。应注意大剂量膳食纤维制剂可导致腹胀，可疑肠梗阻者禁用。以下几种食疗方，有条件的患者可以尝试服用。

黑芝麻蜜

黑芝麻、胡桃肉、松子仁、蜂蜜。先将黑芝麻、胡桃肉、松子仁混合并研成细末，再加适量蜂蜜冲服。每日服 1 次。

适用于各种类型的便秘，尤其对面色无华、头晕目眩、心悸、唇色淡等症状的阴血不足型便秘疗效更好。

黄芪汤

黄芪、陈皮、火麻仁、蜂蜜适量。黄芪、陈皮、火麻仁加水煮 20 分钟取汁 300ml，兑入蜂蜜搅匀。早晚 2 次空腹服。

适用于虽有便意、临厕努挣乏力、挣则汗出气短、便后疲乏、大便并不干硬、神疲气怯等症状的气虚型便秘。

肉苁蓉羊肾羹

肉苁蓉、羊肾、葱、姜、盐、香油、味精和淀粉各适量。羊肾去筋膜，洗净切丁，用淀粉拌匀；肉苁蓉煎汤取汁，与羊肾同煮至熟，再加入葱、姜、盐、香油、味精调味。每日服 1 次。

适用于大便艰涩、排出困难、小便清长、四肢不温、腹中冷痛或腰脊酸冷等症状的阳虚型便秘。

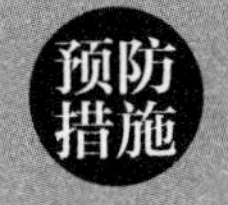

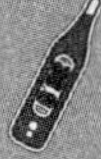

养成定时排便的习惯

排便要有规律，不管当时有无便意，要养成每日定时如厕的习惯，这样有利于建立排便条件反射。

多饮水

使肠道保持足够的水分，有利粪便排出。每日清晨空腹时，饮用 150ml 左右淡盐温开水或 100ml 蜂蜜水。每日可饮水 3000 ~ 5000ml。

食物不能过于精细

应增加纤维素含量较多的蔬菜和水果，如豆芽、韭菜、芹菜、油菜、荠菜、蘑菇、茭白和香蕉、苹果、苦瓜、草莓、梅子、梨、无花果等；适当食用粗糙多渣的杂粮，如糙米、薯类、玉米、燕麦片；富含油脂类的坚果和植物种子，如松子仁、芝麻、核桃仁、腰果仁、各种瓜籽仁、花生，以及蜂蜜均有利于便秘的预防和治疗。

避免久坐

久坐不动，机体气血流通不畅，宣达不利，肠蠕动功能减弱，容易出现便秘。多做些运动，尤其是腹部的锻炼，如仰卧起坐，或沿着结肠走向顺时针按摩腹部等，都能够达到促进肠蠕动和气血的流通。

小贴士

有便秘症状的患者在选用通便药时应考虑药效、安全性、药物依赖性及价效比。避免长期使用刺激性泻剂，尤其是大黄等药物，以免导致肠道黑便等情况。对粪便嵌塞者，可用清洁灌肠或用液体石蜡等直肠给药，软化粪便。最重要的是，便秘非小事，及时就医，在医生指导下治疗用药。

慢性传染性肝病

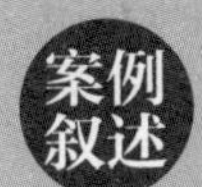

32岁男性，乙型肝炎病史14年，未进行系统治疗，近1年口干口苦，纳差，偶见胁痛腹胀，大便秘结，小便黄，后出现身目俱黄，其色鲜明如橘色，遂来医院进行检查，HBV-DNA阳性，谷丙转氨酶（ALT）：96U/L，于是给予抗病毒治疗及清热解毒合剂中西医结合治疗，症状逐渐好转，嘱其定期复查肝功能及病毒检查。

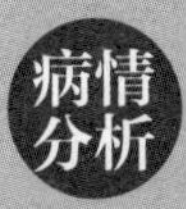

本病患者患乙型肝炎（HBV），根据症状属于肝胆湿热型，遂于中西医结合治疗，效果尚可。

慢性传染性肝病主要指病毒性肝炎，主要分为甲型肝炎、乙型肝炎、丙型肝炎、丁型肝炎和戊型肝炎，其中可以造成肝脏炎症慢性化的病毒性肝炎主要有：乙型肝炎、丙型肝炎。中医古代文献中并没有病毒性肝炎这一病名，依其临床表现不同，分别属于中医“黄疸”、“胁痛”、“郁证”、“积聚”、“鼓胀”、“虚劳”等范畴。急性肝炎中医诊断为“肝热病”，慢性肝炎中医诊断为“肝著”，急性重型肝炎中医诊断为“肝瘟”。

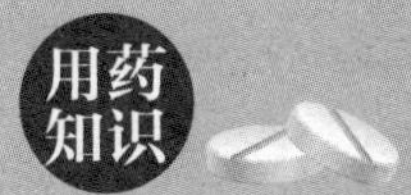

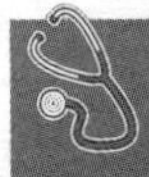

1. 乙型肝炎为最常见的慢性传染性肝病，什么情况下应当进行抗病毒治疗呢？

① HBV-DNA ≥ 10^5 拷贝 / 毫升 (HBeAg 阴性者为≥ 10^4 拷贝 / 毫升)；

② ALT ≥ 2× 正常值上限（ULN）；如用干扰素治疗，ALT 应≤ 10×ULN，血总胆红素水平应 <2×ULN；

③ 如 ALT<2 ×ULN，但肝组织学显示 Knodell HAI ≥ 4，或≥ G2 炎症坏死。具有 ① 并有 ② 或 ③ 的患者应进行抗病毒治疗；

对达不到上述治疗标准者，应监测病情变化，如持续 HBV-DNA 阳性，且 ALT 异常，也应考虑抗病毒治疗 。应注意排除由药物、乙醇和其他因素所致的 ALT 升高，也应排除因应用降酶药物后ALT暂时性正常。在一些特殊病例如肝硬化，其谷草转氨酶（AST）水平可高于ALT，对此种患者可参考AST水平。

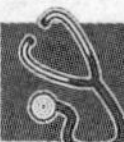

2. 乙肝为长期慢性病，需警惕什么并发症吗？

乙型肝炎常见以下并发症。

肝硬化

在我国，HBV是引起肝硬化最常见的疾病，肝硬化也是HBV最常见的并发症。

肝细胞性肝癌

HBV、丙型肝炎是肝细胞性肝癌最常见的病因。肝炎病毒与化学致癌物（黄曲霉素、亚硝胺等）有协同致癌作用。

肝性脑病

是严重肝病的常见并发症。

出血

是重型肝炎和肝炎肝硬化常见的严重并发症，临床上以食管、胃底静脉曲张破裂引起的出血最常见。

继发感染

重型肝炎、肝硬化、肝癌患者常有免疫功能减退，易发生感染。常见感染有原发性腹膜炎、肺感染、肠道感染、胆囊炎、胆管炎、败血症等。

肝肾综合征和急性肾衰竭

重型肝炎和肝硬化失代偿期的患者可出现肝肾综合征或急性肾衰竭，后者预后不良。

电解质紊乱

重型肝炎和肝硬化患者可发生严重电解质紊乱，表现为血钠降低，低血钾或高血钾。

脂肪肝

慢性肝炎易继发脂肪肝，特点是肝炎后明显发胖，食欲良好，肝功能大多正常，血脂升高。

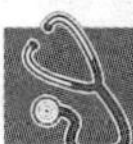

3.HBV 的表现是什么？其是如何传播的？

HBV 的症状多表现为黄疸，恶心、呕吐、厌油、食欲减退、腹胀进食后加重等消化功能紊乱，疲劳、乏力，右上腹不适或疼痛，肝病面容，少数患者出现高热。

HBV 传播途径主要经血和血制品、母婴、破损的皮肤和黏膜及性接触传播。

母婴传播

由带有 HBV 的母亲传给胎儿和婴幼儿，可通过宫内感染、围生期传播和出生后的水平传播。围生期传播是母婴传播的主要方式，多在分娩时接触 HBV 阳性母亲的血液和体液传播。HBV 感染常呈家庭聚集现象，主要通过母婴传播和家庭内水平传播所致。

医源性传播

主要发生于使用未经严格消毒而又反复使用的被 HBV 污染的医疗器械、注射器、侵入性诊疗操作和手术等。尤其是在预防接种中，只换针头不换针筒在幼儿园和小学中引起传播。这种医源性传播引起的 HBV 感染是很重要的传播途径。

经血或血制品传播

输入被 HBV 污染的血液和血制品后，可引起输血后乙型肝炎的发生。冻干血浆、凝血因子Ⅷ及凝血酶原复合物系多个血浆混合制品，更易传播乙型肝炎。

性传播

HBV 可以经性接触传播，已婚夫妇一方如患急性乙型肝炎，可在 2 ～ 4 个月内感染对方（蜜月肝炎）。但夫妻间大多为非显性感染，经 5 ～ 10 年绝大部分易感者已出现抗 HBs 阳性。

生活密切接触传播

日常密切接触传播可以通过破损的皮肤黏膜如皮肤湿疹、疥疮、口腔黏膜溃疡及糜烂等，也可在日常生活中共用剃须刀、牙刷等引起传播。

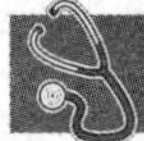

4. 中医是如何认识传染性肝病的？

对病毒性肝炎的描述，历代古籍文献中多有出现，如《黄帝内经》曰：“溺黄赤安卧者，黄疸”，“身痛，面色微黄，齿垢黄，爪甲上黄，黄疸也，安卧，小便黄赤，脉小而濇者不嗜食”。《伤寒论》曰：“得病六七日，不得食，两胁下满痛，面目及身黄”。

随着现代医学多学科的深入研究，中医对本病的认识也不断充实。本病初期多发病急骤，急性发病以黄疸、胁痛、乏力为首发表现，是因湿热、疫疠、热毒侵及肝脏，导致肝胆湿热，疫毒蕴结，病位肝、胆、脾，以实证为主；久病虚实夹杂，或以虚为主，阴阳气血紊乱，导致阳损及阴，阴损及阳，病入气血，以致脾肾阳虚，肝肾阴竭，痰瘀阻络，病位在肝、脾、肾，湿热、痰湿、瘀血是疾病过程中导致三焦水道不同、气血阴阳失调的主要病理因素。

有学者认为本病是由于情志失调、饮食不节、劳累过度等原因，导致机体正气不足，时行瘟疫毒邪夹带湿热、寒食乘虚而侵入体内，蕴结于脾胃，熏蒸肝胆，引起肝胆脾胃功能失常，肝郁血瘀，气血失调，肝脾肾亏虚，机体调节功能紊乱所致。

5. 中医治疗慢性传染性肝病有何优势？

中医药通过早期运用清热解毒、利湿退黄、活血凉血等治疗能加速退黄，对疾病预后有重要意义。重型肝炎除黄疸外，最多见的是胃脘胀痛、痞满、恶心欲吐、失眠、烦躁等症状，结合中药疏肝解郁、调理脾胃改善消化道症状，使患者情绪稳定，有利于病情恢复，减少肝性脑病发生。中药治疗除改善症状外，活血化瘀的药物能改善肝脏和周围血液微循环，有助于肝脏病变组织的恢复。

6. 有哪些适用于慢性传染性肝病的中成药？如何合理运用它们？

慢性肝炎要特别注重中西医结合治疗，在保肝、抗病毒、免疫调节的同时配以中药疏肝解郁、活血化瘀、利湿退黄、滋肾健脾等治疗。

① 健脾利湿合剂

健脾利湿。主要用于阴黄证，每次 100ml，每日 1 次。

② 清热解毒合剂

清热解毒。适用于病毒性肝炎，湿热明显者，每次 100ml，每日 1 次。

③ 益肾软肝合剂

补益肝肾，软肝散结。用于病毒性肝炎，肝肾阴虚者，每次 100ml，每日 1 次。

④ 抗纤丸

用于病毒性肝炎，延缓其纤维化进展，每次18g，每日2次，口服。

⑤ 利肝丸

清热解毒，平肝利胆。每次18g，每日3次，口服。

⑥ 肝特灵

用于病毒性肝炎，每次5粒，每日3次，口服，(①～⑥为天津市传染病医院制剂)。

⑦ 大黄䗪虫丸

活血化瘀，养阴润燥。用于血瘀证明显者，每次4.5g，每日3次，口服。

⑧ 扶正化瘀胶囊

益气活血化瘀。用于正虚血瘀证，每次8g，每日3次，口服。

⑨ 复方鳖甲软肝片

滋养肝肾，软肝散结。用于肝肾阴虚者，每次4片，每日3次，口服。

⑩ 安络化纤丸

活血化瘀，软坚散结。用于慢性肝炎肝硬化者，每次6g，每日3次，口服。

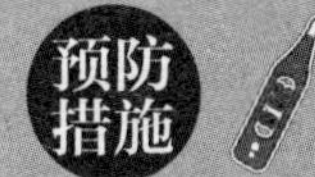

由于HBV为最常见的慢性传染性肝病，在此主要强调HBV的预防。

接种HBV疫苗是预防HBV感染的最有效方法

目前规定HBV疫苗接种对象为新生儿和HBV感染的高危人群。接种HBV疫苗后有抗体应答者的保护效果一般至少可持续12年，因此，一般人群不需要进行抗-HBs监测或加强免疫。

传播途径预防

大力推广安全注射(包括针刺的针具)，对牙科器械、内镜等医疗器具应严格消毒。医务人员应按照医院感染管理中标准预防的原则，在接触患者的血液、体液及分泌物时，均应戴手套，严格防止医源性传播。服务行业中的理发、刮脸、修脚、穿刺和纹身等用具也应严格消毒。注意个人卫生，不共用剃须刀和牙具等用品。进行正确的性教育，若性伴侣为HBsAg阳性者，应接种HBV疫苗；对有多个性伴侣者应定期检查，加强管理，性交时应用安全套。对HBsAg阳性的孕妇，应避免羊膜腔穿刺，并缩短分娩时间，保证胎盘的完整性，尽量减少新生儿暴露于母血的机会。

意外暴露 HBV 后预防

在意外接触 HBV 感染者的血液和体液后，可按照以下方法处理，血清学检测应立即检测 HBsAg、抗 -HBs、ALT 等，并在 3 个月和 6 个月内复查。

对患者和携带者的管理

各级医务人员诊断急性或慢性乙型肝炎患者时，应按照中华人民共和国传染病防治法，及时向当地疾病预防控制中心 (CDC) 报告，并应注明是急性乙型肝炎或慢性乙型肝炎。

建议对患者的家庭成员及其他密切接触者进行血清 HBsAg、抗 -HBc 和抗 -HBs 检测，并对其中的易感者 (该三种标志物均阴性者) 接种 HBV 疫苗。对慢性 HBV 携带者及 HBsAg 携带者，除不能献血和国家法律规定不能从事的特殊职业 (如服兵役等) 外，可照常生活、学习和工作，但要加强随访。

HBV 感染的母婴阻断

目前 HBV 母婴阻断最重要的方式为抗病毒治疗和免疫治疗。

小贴士

乙肝患者治疗结束后，每 2 个月复查转氨酶、HBV-DNA、HBV 血清学标志 1 次，至第 6 个月，此后每 3 ~ 6 个月查 1 次，至第 12 个月。

对持续 ALT 正常、HBV-DNA 阴性者，每 6 个月查 1 次 HBV-DNA、ALT、AFP 和腹部彩超；对 ALT 正常、HBV-DNA 阳性者，每 3 个月查 1 次 HBV-DNA 和 ALT，每 6 个月查 1 次 AFP 和腹部彩超。

自身免疫性肝炎

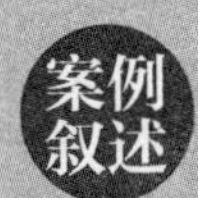

65岁女性，既往无肝炎病史，无饮酒史，近半年乏力明显，遂于内分泌科就诊，未查明原因，经试探性治疗后症状未见好转。1个月前出现食欲不振、体重减轻、腹部不适等表现，改去消化内科就诊，查体见腹水、肝大，予查肝功能示：ALT78U/L，血清自身抗体阳性，后经其他免疫学相关检查，考虑诊断为自身免疫性肝炎。

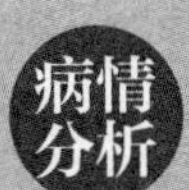

自身免疫性肝炎（autoimmune hepatitis，AIH）是一种免疫介导的肝脏损伤，为非传染性肝病的一种。中医在病程的不同阶段或据其合并症不同，分别归属于“黄疸”、“胁痛”、“积聚”、“痞满”、“鼓胀”、“水肿”、“血证”、“痹症”、“虚劳”等中医病证。其主要特点是：女性易患、高球蛋白血症、血清自身抗体阳性，肝活检为淋巴细胞、浆细胞浸润为主的慢性活动性肝炎，常伴有其他自身免疫性疾病等。本病可发生在任何年龄，多见于绝经期妇女，近年来，随着诊疗技术的进步及人们的重视度的增加，其发病率有所增加。

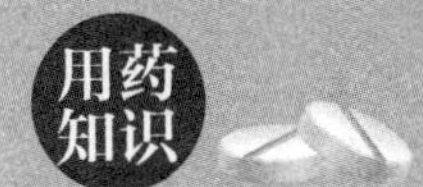

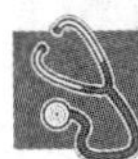

1. 中医是如何认识AIH的？

自身免疫性肝炎的病理因素主要为湿邪、热邪、气郁、血瘀，病位主要在肝胆脾。

本病病理变化以气血失调、肝胆络脉失和为特点，病理性质以邪实为主。肝肾同源，精血互生，病久伤正，肝肾阴虚，精亏血少，肝胆络脉失养，可出现胁痛隐隐、肢软乏力等症状。

2. 诊断AIH有什么注意事项？

- 确定诊断要求排除病毒性、药物性、酒精性和遗传性肝病。
- 实验室特征必须证实本质的反应性，肝组织必须至少发现汇管区单核细胞浸润和界板炎症。

无需 6 个月来确定病程。

有 10% ~ 20% 的自身免疫性肝炎患者自身抗体阴性，很多患者在病程晚期或治疗期间间歇性出现，应定期检测或结合其他诊断方面；

偶有满足自免肝诊断标准但血清 ALP 显著升高，对免疫抑制治疗应答则 ALP 下降，若仍升高，应考虑重叠综合征；

虽然女性患者多见，但不要忽略男性患者。

少数所有自身抗体均阴性、对皮质激素有治疗反应的 AIH 患者，测定 HLA-DR3 和 HLA-DR4 有助于诊断。

3.AIH 有哪些症状?

AIH 无特异性临床表现和体征：一般表现为慢性肝病的特征，患者可有乏力、食欲不振、关节痛、肌痛、波动性黄疸、体重减轻、腹部不适等表现，查体可有脾大、腹水、肝大等。

30% ~ 40% 的患者为急性肝炎表现，表现为疲劳、关节痛、恶心、显著性的黄疸、体重下降等。另有一部分患者无症状，只是在体检化验时偶然发现。很少有暴发性发作，如暴发性肝炎、继发于门静脉高压的消化道出血等。部分患者就诊时已进展为失代偿期肝硬化，并可出现食管静脉曲张。

AIH 的肝外表现常见，约 63% 的患者至少一个肝外器官受累。6% ~ 36% 有关节病变和关节肿胀，影响到双侧的大关节、小关节，偶尔会发生侵蚀性关节炎。约 20% 出现皮疹：多形性、丘疹样、痤疮样，常见过敏性毛细血管炎、扁平苔癣和下肢溃疡。多数患者至少并发一种免疫性疾病，多见的是甲状腺疾病或类风湿关节炎。其他有糖尿病、干燥综合征、溃疡性结肠炎等同时临床表现也因性别差异而有所不同。

4.AIH 一般如何中医辨证分型?

参照 2006 年中华中医药学会脾胃病分会编著的《中医消化病诊疗指南》制定。

肝气郁结证

主症：①肝区不适；②胸胁或少腹胀满窜痛；③善太息；④情志抑郁。

次症：①纳少；②嗳气不舒；③经行不畅，乳房胀痛；④舌苔薄白，脉弦或涩。

湿热蕴滞证

主症：①胁肋灼热胀痛；②纳呆；③口苦泛呕；④小便短赤。

次症：①腹胀；②大便不调；③寒热往来，身目发黄，皮肤发痒；④舌红苔黄腻，脉濡数或滑数。

肝胃不和证

主症：①胃脘、胁肋胀满疼痛，或为窜痛；②呃逆嗳气；③吞酸嘈杂；④情志抑郁。

次症：①烦躁易怒；②善太息；③纳食减少；④舌苔薄白或薄黄，脉弦。

肝肾两虚证

主症：①胁痛；②腰膝酸软；③耳鸣健忘；④口燥咽干。

次症：①失眠，头目眩晕；②盗汗颧红；③遗精，月经不调；④舌红少苔，脉细而数。

瘀血阻络证

主症：①胸胁刺痛或钝痛；②面色晦暗；③胁下痞块；④皮下瘀点或瘀斑。

次症：①疼痛固定不移，夜间加重；②肌肤甲错；③纳食减少；④舌质紫暗，脉多细涩，或结、代，或无脉。

注：以上5个证候的确定，凡具备主症加次症两项者即可诊断。

5. 根据以上辨证，有哪些常用中成药?

肝气郁结证

治法：疏肝解郁散结；选药：柴胡疏肝散、四磨汤、气滞胃痛颗粒等。

湿热壅滞证

治法：疏肝清热利湿；选药：龙胆泻肝丸、三九胃泰颗粒等。

肝胃不和证

治法：疏肝行气和胃；选药：逍遥丸等。

肝肾两虚证

治法：滋阴补益肝肾；选药：左归丸等。

瘀血阻络证

治法：活血化瘀通络；选药：丹参饮、三九胃泰颗粒等。

临床上牛角片、肾冲剂、疏肝丸、清开灵注射液、华蟾素注射液等药物也常用来治疗本病。

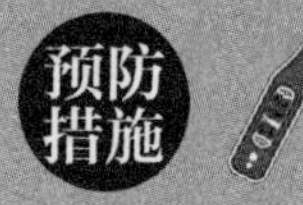

- 积极有效地治疗其他自身免疫疾病，在医生指导下用药。
- 调摄精神，正确对待疾病。
- 注意休息，劳逸适度。
- 预防各种感染。
- 合理饮食，定期复查：常有自我感觉良好，而肝功能等出现异常波动及病情仍在进展等情况，故应定期检查身体，以便及时发现病情变化，为医生治疗提供依据。

小贴士

西医治疗本病以免疫抑制剂治疗为主，糖皮质激素为首选，但存在长期维持、反复、多种不良反应等缺点，并且部分患者具有免疫抑制剂治疗禁忌证，同时对于妊娠、老年、儿童等特殊人群的症状改善，均提倡考虑中西医结合治疗。

酒精性肝病

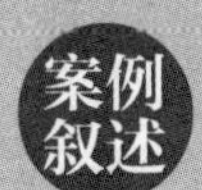

62岁男性，饮酒史40余年，近10年平均每日饮酒0.5kg，5年前体检彩超查出中度脂肪肝，未引起重视，近半年食欲差，常见恶心呕吐、乏力，遂来医院就诊，肝功能多项异常，复查腹部彩超诊断重度脂肪肝，否认传染性肝病病史，近期也未服用其他药物或进食特殊食物。遂诊断酒精性肝病，要求其戒酒，给予保肝治疗同时予中医汤剂及消炎利胆片等中成药中西医结合治疗。

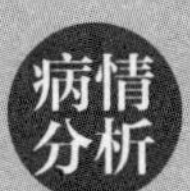

酒精性肝病 (alcoholic liver disease，ALD) 是长期、大量饮用各种含乙醇的饮料所致的肝脏损害性疾病，主要表现为三种形式：酒精性脂肪肝、酒精性肝炎和酒精性肝硬化。这三种形式可单独或混合存在。本病在欧美国家多见，现在我国亦有上升趋势。中医学ALD根据其病因、病理及临床特征，可将其归属于“伤酒”、“酒病”、“饮酒中毒”、“胁痛”、“酒癖”、“酒疸”、“酒鼓”等疾病的范畴。

影响酒精性肝损伤进展或加重的因素很多，目前国内外研究发现的危险因素有：饮酒量、饮酒年限、酒精饮料品种、饮酒方式、性别、种族、肥胖、肝炎病毒感染、遗传因素、营养状况等。

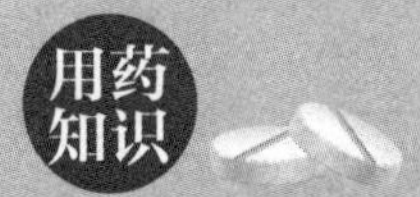

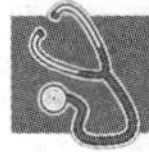

1. 为何饮酒会导致肝病?

《诸病源候论》认为：“酒性有毒，而复大热，饮之过多，故毒热气渗溢经络，浸溢腑脏，而生诸病也。”中医学认为ALD的病因为饮酒过度，脾胃损伤，湿热内阻，脾失健运，痰湿内生，痰阻气机，气血不和而致胁痛，气血痰搏结阻于腹中而成酒癖，继之发展为酒鼓。其病机可归纳为脾胃气虚、痰湿内阻、水湿内停、气血不和、气滞血瘀、水湿内停。其中，酒伤肝脾，聚湿生痰为发病之关键，而素体禀赋不足，脾胃虚弱为发病之本。

根据其病史长短、病机演变过程证候特点，将之分为三期。

初期：为伤酒阶段，纵酒首先伤及脾胃，连及肝木，肝脾同病，而致脘胁胀满或痛，此阶段可归纳为酒伤肝脾，聚湿生痰，病初多属实属热，以气滞血瘀湿阻为主。此期大致为轻症 ALD 或酒精性脂肪肝阶段。

中期：酒湿浊毒之邪留滞中焦，蕴而不化，致气血、痰浊、湿热相互搏结，凝集成块，停于胁下，此期邪气渐盛而正气稍衰。此阶段为酒精性肝炎及肝纤维化阶段或早期肝硬化。

后期：脾胃受损，气血匮乏，病及于肾，肝、脾、肾同病，气滞、血瘀、水停，正虚交织错杂于腹中，形成腹大膨隆之酒鼓之证。此阶段相当于酒精性肝硬化肝功能失代偿期。

2. 酒精性肝病的临床表现有哪些?

酒精性脂肪肝为最常见和最轻的类型。

ALD 通常无症状或症状轻微，有肝区不适、易疲乏等，肝大，质地柔软，并有压痛。往往存在肝脏和全身炎症反应，表现为食欲不振、恶心、呕吐、乏力、发热等，类似病毒性肝炎。重症患者可有腹水、肝性脑病。

酒精性肝硬化亦与病毒性肝硬化类似，有肝功能减退和门静脉高压两大表现，但贫血、营养不良、肝掌、蜘蛛痣和男性乳房发育等更常见。腹水出现较早，但脾大不明显。酒精性肝炎发热、黄疸、肝大，偶可出现腹水、门静脉高压相关出血及肝性脑病等失代偿期肝病。

3.ALD 常见哪些证型？证型见有什么特点?

参照 2006 年中华中医药学会脾胃病分会编著的《中医消化病诊疗指南》制定：

湿浊中阻证

主症：①胁肋疼痛不舒；②纳食减少；③恶心呕吐；④大便不调。

次症：①头身困重；②嗳气不舒；③口中黏腻；④舌苔白厚，脉弦稍滑。

湿热蕴结证

主症：①素体肥胖；②周身困重；③脘腹胀满不舒；④大便黏腻不爽。

次症：①身目发黄；②小便黄；③口中黏腻，口苦；④舌质红，苔黄腻，脉弦滑或稍数。

寒湿困脾证

主症：①脘腹胀闷；②口腻纳呆；③泛恶欲呕；④便溏。

次症：①头身困重，肢体肿胀；②身目发黄；③面色晦暗不泽；④口淡不渴，小便短少；⑤舌体淡胖，苔白滑或白腻，脉濡缓或沉细。

肝郁脾虚证

主症：①胸胁胀满窜痛；②善太息；③纳食减少；④肠鸣矢气，便溏不爽。

次症：①腹胀；②情志抑郁或急躁易怒；③腹痛预便、泻后痛减，或大便不调；④舌苔白，脉弦或缓。

肝郁血瘀证

主症：①胸胁刺痛或钝痛；②善太息；③胁下痞块；④皮下瘀点或瘀斑。

次症：①疼痛固定不移，夜间加重；②面色晦暗；③纳食减少；④舌质紫暗，脉多细涩，或结、代，或无脉。

肝阴不足证

主症：①胁肋隐隐灼痛；②头晕眼花，两目干涩；③口咽干燥；④潮热盗汗。

次症：①五心烦热；②面部烘热或两颧潮红错；③视力减退；④舌红少苔，脉弦细数。

注：以上 6 个证候的确定，凡具备主症加次症两项者即可诊断。

4. 一般选用哪些中成药治疗 ALD？

通常可用疏肝行气、利胆、健脾化湿、活血化瘀、通腑降浊、祛痰散结的中成药来辨证治疗。

疏肝行气类

柴胡疏肝散、舒肝养胃丸、气滞胃痛颗粒等。

消炎利胆类

消炎利胆片、疏肝利胆丸、舒肝散等。

健脾化湿类

参苓白术散、健脾丸、三九胃泰颗粒等。

活血化瘀类

逍遥散、加味逍遥散、川芎颗粒等。

通腑降浊类

保和丸、枳实导滞丸等。

祛痰散结类

礞石滚痰丸、二陈丸等。

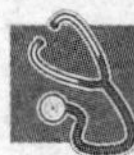

5.ALD 饮食上应注意什么?

ALD 应注意高蛋白饮食并补充多种维生素，必要时可静脉补充 B 族、C、K 等维生素，同时注意补充钾、镁、锌等微量元素。

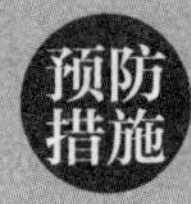

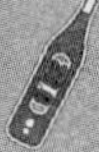

- 合理饮食，避免大量饮酒；
- 注意情志调摄，保持心情舒畅、心平气和；
- 有类似症状者，尽快检查，及时发现，及时治疗。

小贴士

酒精性肝病为非传染性肝病，但一经发现最好也尽早治疗，以免病情进展，特别注意，一定要戒酒。

非酒精性脂肪性肝病

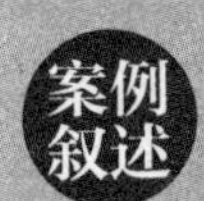

40岁男性，形体偏胖，过去没有其他病史，1年前体检B超发现中度脂肪肝，于是在消化科门诊就诊，询问病史，近期无服用药物病史，饮酒也甚少，平时工作较忙，缺乏运动，平常吃快餐较多，喜食油炸食品及肉类，后查肝功能正常。考虑为酒精性脂肪性肝病，嘱咐其加强锻炼，减轻体重，减少吃高脂高热量食物。半年后复查B超为轻度脂肪肝。

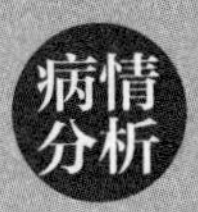

非酒精性脂肪性肝病(nonalcoholic fatty liver disease，NAFLD)，又称非酒精性脂肪肝(nonalcoholic fatty liver，NAFL)，是一种无过量饮酒史，以肝实质细胞脂肪变性和脂肪储积为特征的临床病理综合征。中医并无脂肪肝之病名，但根据其发病特点和临床表现应属“积聚”“胁痛”“胀满”“痰浊”“黄疸”“肥气”“癥瘕”等的范畴。

1. 很多患者有脂肪肝，但并不治疗，那么NAFLD严重吗？

与酒精性脂肪肝类似，NAFLD主要分为三个病理阶段，即单纯性酒精性脂肪肝、脂肪性肝炎和脂肪性肝硬化。它是常见肝病之一，并且有部分患者可进展到终末期肝病。因此，如果发现，应当及时就诊，及时治疗。

2.NAFLD会有症状吗？

NAFLD的症状主要为乏力、腹胀、肝区不适或疼痛，或恶心、水肿等，少数伴有肝大、肝区叩击痛及肝功能轻中度不正常。部分患者无明显不适。

3.NAFLD分为几种？

现代医学将其临床分为以下几型。

轻症脂肪性肝病：肝脏生物化学指标、影像学和组织病理学检查基本正常或轻微异常。

酒精性脂肪肝：影像学诊断符合脂肪肝标准，血清 ALT、AST 或谷氨酰转肽酶（GGT）可轻微异常。

酒精性肝炎：是短期内肝细胞大量坏死引起的一组临床病理综合征，可发生于有或无肝硬化的基础上，主要表现为血清 ALT、AST 升高和血清总胆红素明显增高，可伴有发热、外周血中性粒细胞升高。

重症酒精性肝炎：是指酒精性肝炎患者出现肝衰竭的表现，如凝血机制障碍、黄疸、肝性脑病、急性肾衰竭、上消化道出血等，常伴有内毒素血症。

酒精性肝硬化：有肝硬化的临床表现和血生物化学指标的改变。

中医结合其为本虚标实的病机特点，本虚表现为脾气虚弱、肝肾亏损；标实表现为痰湿内蕴、气滞血瘀；参照 2006 年中华中医药学会脾胃病分会编著的《中医消化病诊疗指南》，将其总结为以下几种证型。

肝郁气滞证，表现为：①肝区不适；②两胁胀满疼痛；③胸闷善太息；④情志抑郁。

肝郁脾虚证，表现为：①胸胁胀闷；②倦怠乏力；③腹痛欲泻；④情志不舒。

痰湿内阻证，表现为：①形体肥胖；②胁肋胀闷不适；③周身困重；④大便黏滞不爽。

湿热蕴结证，表现为：①素体肥胖；②周身困重；③脘腹胀满不舒；④大便黏腻不爽。

痰瘀互结证，表现为：①形体肥胖；②面色晦暗；③胁下痞块；④胸胁刺痛或钝痛。

4. 引起 NAFLD 的原因有哪些?

中医认为本病病因多为饮食不节，过食肥甘厚味，久坐少动、精神压力、过度肥胖、情志不舒、感受湿热等。

西医在此基础上，认为其与遗传、环境、代谢应激密切相关。肥胖、2 型糖尿病、高脂血症等单独或共同构成 NAFLD 的易感因素。体重指数和腹围 / 臀围比值增加、高血脂、高血糖、高血压及年龄等因素与脂肪肝密切相关。除规范代谢综合征外，其亦与一些少见的脂质代谢和存在严重的胰岛素抵抗相关，此外有研究表明，亦与一些药物的使用及滥用相关。

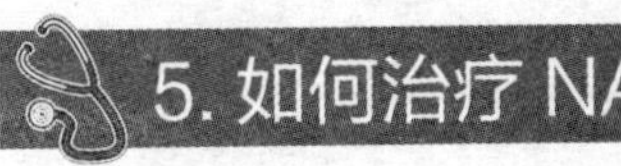

5. 如何治疗 NAFLD？

对 NAFLD 的治疗原则，首先为健康宣教，改变不良生活方式：控制体重，缩小腰围，控制血糖，调整血脂，降低血压；避免加重肝脏损伤的因素；药物防治和肝纤维化；终末期考虑肝移植。

在中医治疗方面，同 ALD 类似，通常予疏肝行气、利胆、健脾化湿、活血化瘀、通腑降浊、祛痰散结的中药或中成药来辨证治疗。

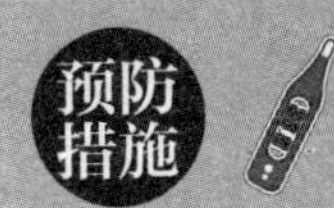

预防措施

饮食和运动：饮食方面多项研究表明长期食富含多不饱和脂肪酸食物可改善脂肪性肝炎患者血清酶学指标和肝脏炎症。有氧运动不仅能改善肝脏和肌肉胰岛素抗体，也能改善脂肪组织胰岛素抗体，即使 BMI 和腰围无明显的改变。

控制体重：通过饮食、运动或手术等方法减轻体重，减少脂肪。

胰岛素增敏剂：胰岛素增敏剂治疗 NAFLD 的作用机制、安全性及长期疗效等是目前研究的热点。

调脂药物：Vipul 等发现他汀类药物不仅能改善 NAFLD 患者肝酶异常，且有免疫调节作用，但应注意他汀类药物的安全性，避免药物性肝损害，甚至肝衰竭。

小贴士

代茶饮小方：体型肥胖、伴高脂血症者可用适量荷叶、生山楂、决明子泡茶日饮，以减肥降脂。

药物性肝损害

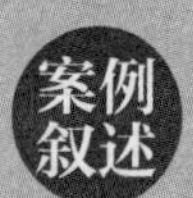

52岁男性，平常很注重保养，家人从海外代购了一系列保健品，服用3个月后出现明显的恶心、食欲下降，来医院检查后发现肝功能异常，询问病史后建议其停止服用相关药物，并进行保肝治疗。两周后转氨酶水平逐渐正常，但食欲依然较差，予中医科会诊，其诉近日总觉身体困重，大便较黏腻，时有排便不尽感，遂予清热利湿中药汤剂茵陈蒿汤加减，加予中成药参苓白术散治疗。

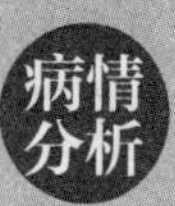

药物性肝损害（drug - induced liver injury，DILI）是指因为使用药物引起的肝脏受药物及其代谢产物毒性损害或肝脏对药物及代谢产物发生过敏反应所引起的疾病，也称为药物性肝炎。多数患者在停药后较短时间内能康复。因此，服用保健品或其他药物一定要在医师指导下合理安全的用药。

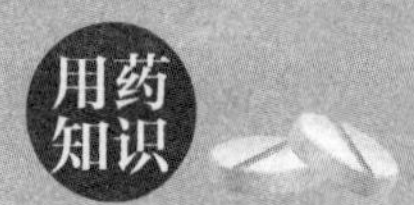

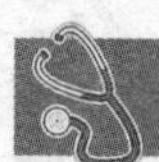

1. 引起DILI的常见因素有哪些?

除了使用肝毒性较强的药物以外，出现药物性肝损伤的危险性受到许多获得和遗传因素影响。遗传性因素指由于遗传基因差异可使得某些个体肝脏药酶系统与众不同，呈现药物代谢的个体差异，以下因素为DILI的易感因素。

年龄：大于60岁为异烟肼及呋喃妥因的肝毒性促进因子；而儿童多对水杨酸盐毒性敏感，常可引起微囊泡性脂肪肝等。

性别：相比男性而言，女性更易出现甲基多巴及硝基呋喃肝毒性，而男性易患硫唑嘌呤所致肝炎。

营养状况：可通过不同途径影响肝毒性。例如，肥胖可促进氟烷的肝毒性，而禁食及营养不良由于消耗肝细胞谷胱甘肽的储存，可促进对乙酰氨基酚性肝炎。

妊娠：亦可为影响因素。例如，大部分四环素所致严重肝炎可在妊娠妇女接受静脉用药时发生。

慢性乙醇滥用：促进对乙酰氨基酚肝毒性，可能由复杂机制引起，包括细胞色素 P_{450} 的诱导，由 CYP 2E1 形成的毒性代谢产物，及由于谷胱甘肽缺陷降低了对这些代谢产物的抵抗力。

药物相互作用：可由不同途径产生药物肝毒性。

自体合并的肝疾病或肝外疾病：自身合并有急性或慢性肝病并不更易有肝中毒，但在有进展性肝病的患者，肝损伤易于发生，部分是由于肝容量、对组织损伤的修复能力及重生肝细胞的减少所致。

2. 中医认为本病是如何形成的呢？

DILI 属中医"黄疸"、"胁痛"、"药物毒"等范畴，病位在肝胆脾胃，其病机为湿热蕴结，药毒入侵伤肝致肝失疏泄，木郁则土壅，脾不升清，胃不降浊致湿热阻滞中焦，及药毒蕴肝，肝胆湿热。

有的学者认为其病机是肝脾失调，药物先损脾胃，脾失健运，水湿内停，困遏脾阳或湿久化热，湿热熏蒸肝脾。也有学者认为病机属肝郁脾虚，毒邪内蕴，发展为气滞血瘀，湿热中阻。不管是其首先影响肝之疏泄进而殃及脾胃，还是其首先损伤脾胃进而殃及肝之疏泄，其总病机是一致的：即湿热毒邪蕴结，脾胃运化失调、升降失司，肝胆疏泄失常，气滞血瘀。

3.DILI 通常会有什么表现？

药物性肝病临床表现复杂，最多见的是类似急性黄疸型肝炎的临床表现，常有全身症状如发热、乏力、纳差、黄疸和血清转氨酶的增高，ALP 和白蛋白受影响较少，高胆红素血症和凝血酶原时间延长与肝损害严重程度相关。病情较轻者，停药后短期内能恢复，重者发生暴发性肝衰竭，甚至死亡。

以胆汁淤积为主的药物性肝病主要有黄疸、血清 ALP 的增加和瘙痒。一般于停药后 3 个月到 3 年恢复，少数出现胆管消失病伴慢性进展性过程。偶尔胆管损害不可逆而进展为胆汁性肝硬化。

以过敏反应为主的急性药物性肝病，常有发热、皮疹、黄疸、淋巴结肿大，伴血清转氨酶、胆红素和 ALP 中度增高，药物接触史常较短（4 周以内）。疾病严重程度与药物剂量之间无肯定联系。再次给药时不仅疾病严重度增加，潜伏期缩短，患者血清中存在自身抗体为特点。

以慢性肝炎为主的肝损害表现可轻可重,轻者无症状,重者可出现暴发性肝衰竭，进展性可导致肝硬化形成。

4. 诊断 DILI 有哪些注意事项?

- 某些病例临床表现不典型，如用于治疗肝疾病的药物；有慢性肝病；同时摄入几种肝毒性药物；以及药物处方难以分析的病例，如自服被认为是安全的药物、隐瞒信息、遗忘信息等。
- 需仔细了解发病前 3 个月的用药史，包括药物剂量、用药途径、持续时间及同时使用的其他药物。详细询问非处方药、中草药及保健品应用情况。了解患者的职业和工作环境。
- 需详细了解既往病史，如原来有无肝病、有无病毒性肝炎、有无可能累及肝脏的原发病是等。
- 既往药物过敏史或过敏性疾病史亦很重要。发现任何有关的过敏反应如皮疹和嗜酸性细胞增多对诊断药物性肝病是十分重要的。
- 诊断需符合发病的时间特点：可疑药物的给药到出现肝损伤的时间间隔多在 1 ~ 12 周。1 年以前服用的药物基本排除是急性肝炎的诱因。既往已有对该种药物的暴露史或致敏史时间间隔可能较短。停药后肝功能异常和肝损伤的好转，常常数周内完全恢复。如果停药后临床表现在几天内消失而转氨酶在 1 周内下降超过 50% 以上，有助于药物性肝病的诊断。偶然再次给药亦引起肝损伤有助于诊断，但不可故意重新给予可疑肝损害的药物，以免引起严重的肝损害。

5.DILI 发病有什么特点?

DILI 具有以下特点。

- 老年患者多见。
- 引起药物性肝损害的药物大多是临床常用的药物，抗微生物药物比例最高。
- 药物均为常规剂量，但存在多药的协同作用。
- 临床表现多种多样。
- 出现肝损害，及时停药、对症治疗，大部分均治愈或好转。

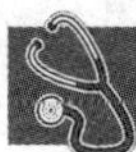

6. 治疗 DILI 应注意什么?

DILI 的治疗重点是停用和防止重新给予致病药物，多数患者在停药后较短时间内能康复。同时早期清除和排泄体内药物，加强支持治疗，卧床休息，给予高蛋白（无肝性脑病先兆时）、高糖、丰富维生素及低脂肪饮食，补充氨基酸、白蛋白、血浆或全血、维生素，维持水、电解质平衡，以稳定机体内环境。必要时应用保肝药物。

中医治疗的治则包括：通腑泻浊、利湿退黄、活血消肿、疏肝健脾。辨证选用中成药应参考药物的不同特性：茵陈、栀子、垂盆草等药物清热利湿退黄，大黄通腑泻浊，金钱草、车前草、泽兰等药物利胆泄浊，茜草、水红花子活血消肿等，随证选用相应药物加减制以汤剂治疗亦能获得良好的疗效。

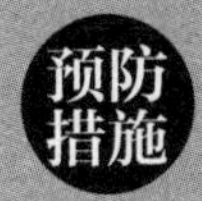

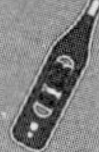

使用药物应在专科医生指导下合理安全用药。

小贴士

过敏体质者、妊娠妇女、老年人及儿童使用药品，应更加谨慎选择药物，注意其剂量及给药途径。对肝肾功能不良人群，应定期密切监测肝功能，发现后及时处理。

慢性胆囊炎

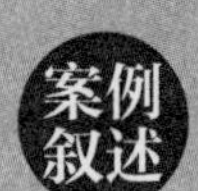

28岁女性，近2年工作较忙，饮食十分不规律，1个月前开始出现上腹隐痛，以为是胃病，自服奥美拉唑等药物，但服药后未见好转，但因工作忙碌一直未予治疗。三天前夜间疼痛加重，呈绞痛，并向右侧腹部放射。遂于急诊就诊，行B超检查后示胆囊泥沙样解释、胆囊壁粗糙，诊断为：胆囊结石、慢性胆囊炎。未见发热等明显炎症表现，予解痉止痛药物后症状缓解，后服用消炎利胆片等中成药继续治疗。

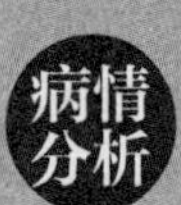

慢性胆囊炎（chronic cholecystitis）是一种较为复杂的胆囊慢性疾病，是胆囊持续的、反复发作的炎症过程。常为急性胆囊炎的后遗症或因胆固醇的代谢紊乱而引起；它可以伴有或不伴有胆囊结石，在结石形成以前或在结石形成以后开始有病变；临床上常有上腹部不适和消化不良，有时或伴有急性发作。

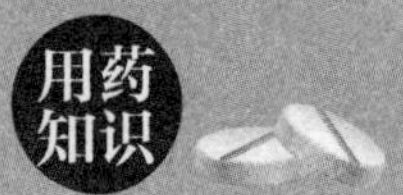

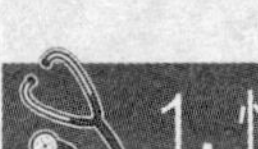

1. 慢性胆囊炎发生的原因有哪些?

胆囊结石：约70%的慢性胆囊炎患者胆囊内存在结石。结石可刺激和损伤胆囊壁，并引起胆汁排泌障碍。

感染：可由细菌、病毒、寄生虫等各种病原体引起胆囊慢性感染。慢性炎症可引起胆管上皮及纤维组织增生，引起胆管狭窄。此外，HBV感染者慢性胆囊炎的患病率明显高于正常人群。

化学刺激：当胆总管与胰管的共同通道发生梗阻时，胰液反流进入胆囊，胰酶原被胆盐激活并损伤囊壁的黏膜上皮，此外，胆汁排泌发生障碍，浓缩的胆盐又可刺激囊壁的黏膜上皮造成损害。

急性胆囊炎的延续：急性胆囊炎反复迁延发作，使胆囊壁纤维组织增生和增厚，囊腔萎缩变小，并丧失正常功能。

此外，中医认为慢性胆囊炎多因外邪内侵，或饮食不调，或忧郁恼怒所致。病位主要在胆，其发病与转归与肝、脾、胃密切相关。

当肝为邪侵或情志不遂而致疏泄失常，胃为邪扰或食伤气滞而失和降，终致胆气不利而发病。胆汁具有促进消化的作用，是脾胃维持正常功能不可缺少的物质。若胆气失于调畅，影响胆汁的储藏与排泄，反致脾失健运，或加重胃失和降，势必气血化源不足；引起或加重肝气郁滞，久则气病及血，致气滞血瘀。

慢性胆囊炎合并胆结石，属中医“ 胆胀”、“胁痛”、“痞满”范畴。病变部位在胆，涉及于肝、脾，表现于胃。 胆汁的排泄通降功能， 需靠肝气疏泄条达，若肝气疏泄失常，则胆汁壅滞，郁而化热，阻滞气机，故郁热为慢性胆囊炎的病理基础。中医认为，胆附于肝，与肝相表里，胆是“中清之腑”，以通降为顺。情志不畅、寒温不和、饮食不节等因素均可影响肝脏的疏泄和胆腑的通降功能，使胆汁排泄不畅。胆为清净之腑，长期湿热不化，热蒸湿蕴，胆汁凝结，可为砂石。故湿热蕴结，肝气郁结为主要病机。

2. 慢性胆囊炎有哪些表现?

慢性胆囊炎临床表现常不典型，多数患者有胆绞痛病史。尔后患者常有厌食脂食、腹胀、嗳气等消化道症状，并常在饱餐、进食油腻食物后出现腹胀、腹痛。腹痛程度不一，多在上腹部，牵涉到右肩背部，较少出现畏寒、高热和黄疸，可伴有恶心、呕吐。腹部检查可无体征，或仅有右上腹轻度压痛，墨菲征或呈阳性。

部分有胆绞痛和急性胆囊炎发作史。胆石症与胆囊炎两者常互为因果，且大多数与慢性胆囊炎同时存在，结石较大的表现为右上腹闷胀不适，或慢性胆囊炎症状；较小的结石则可能在饱餐或油腻饮食后胆囊收缩，或夜间平卧时结石移动阻塞胆囊管引起胆绞痛和急性胆囊炎发作。结石引起的胆绞痛的特点是突然发作，绞痛剧烈，有时随体位变动，结石可能移位被排入胆总管，梗阻解除，则绞痛也随之突然缓解。

3. 慢性胆囊炎分为几种?

慢性胆囊炎常合并于胆囊结石，根据其病因是否由结石引起，基本上可以分为两类。

- **无石性胆囊炎**，这类胆囊炎的原因有所不同，是由细菌或病毒引起，由胆盐或胰液消化酶引起的化学性胆囊炎，有胆囊管狭窄或功能障碍引起慢性胆囊炎。

⊕ **结石性胆囊炎**。

根据其不同的病因和病理改变，临床上可以分为三类。

⊕ **感染后胆囊炎**：是最常见的一种，为急性胆囊炎的后遗病变。其程度轻重不一，胆囊病变较轻者，仅有胆囊壁增厚，重者可以显著肥厚，萎缩，囊腔缩小以至功能丧失，故有时称这种情况为“自发的胆囊切除”。此症胆囊周围常有紧密粘连，并可累及邻近脏器，但一般不含结石。

⊕ **梗阻性胆囊炎**：当胆囊管阻塞（结石等）时，胆汁潴留，胆色素被吸收，引起胆汁成分改变，刺激胆囊发生炎症。

⊕ **代谢性胆囊炎**：由于胆固醇的代谢发生紊乱，而致胆固醇沉积于胆囊的内壁上，引起慢性炎症。胆固醇酯或其他脂肪性物质在黏膜及黏膜下层中沉积浸润之原理尚未完全明确，可能是由于胆固醇酯随胆汁进入胆囊后再析出而沉着在胆囊壁上，并非是一种特殊病变，仅为不同胆囊病变的一种组织表现。

4. 如何中西医结合治疗慢性胆囊炎?

非结石性慢性胆囊炎，应以中草药为主的中西医结合非手术治疗为宜，效果较好，可免除手术带来的并发症。

对仅有胆绞痛的胆囊病变很轻的患者，即使行胆囊切除后其症状仍大多不能解除。但中西医结合治疗效果较好。

对有症状的结石性胆囊炎，特别是以感染为主而同时伴有细小胆红素结石者，中西医结合治疗应试用，可使部分患者排出结石。

在慢性胆囊炎急性发作期，应用通里攻下、疏肝理气、清利湿热和清热泻火等原则，可获得热退痛止疗效。

5. 常用治疗慢性胆囊炎的中成药有哪些?

龙胆泻肝丸：清肝胆利湿热。用于肝胆湿热，头晕目赤，耳鸣耳聋，耳肿疼痛，胁痛口苦。尿赤涩痛，湿热带下。服法与用量：口服，每次 3 ~ 6g，2 次 / 日。

左金丸：泻火疏肝，和胃止痛。用于肝火犯胃，脘胁疼痛，口苦，嘈杂，呕吐酸水，不喜热饮。服法与用量：口服，每次 3 ~ 6g，2 次 / 日。

加味逍遥丸：舒肝清热，健脾养血。用于肝郁血虚，肝脾不和，两胁胀痛，头晕目眩，倦怠食少，月经不调，脐腹胀痛。服法与用量：口服，每次6g，2次/日。

利胆排石丸：清热利湿，利胆排石。用于胆道结石，胆道感染，胆囊炎。服法与用量：口服，排石每次6～10片，2次/日。炎症每次4～6片，2次/日。

柴胡舒肝丸：疏肝理气，消胀止痛。用于肝郁不舒，胸胁痞闷，食滞不清，呕吐酸水。服法与用量：口服，每次1丸，2次/日。

疏肝丸：疏肝和胃，理气止痛。用于肝郁气滞，胃脘疼痛，嘈杂呕吐，嗳气泛酸。服法与用量：口服，每次1丸，2～3次/日。

木香顺气丸：宽胸消胀，止呕。用于肝郁气滞，脾胃不和，胸膈脾闷，两胁胀满，胃脘疼痛，倒饱嘈杂，恶心呕吐，嗳气吞酸。服法与用量：口服，每次6g，2次/日。

平肝舒络丸：平肝舒络，活血祛风。用于肝气郁结，经络不舒引起的胸痛胁胀，肩背窜痛，手足麻木，筋脉拘挛。服法与用量：温黄酒或温开水送服，每次1丸，2次/日。

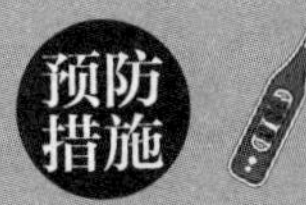

- 规律饮食是预防结石的最好方法。
- 适度营养并适当限制饮食中脂肪和胆固醇的含量。
- 保证摄入足够量的蛋白质。
- 讲究卫生，防止肠道蛔虫的感染。

小贴士

慢性胆囊炎属中医胁痛、胆胀范畴，胁痛与肝的疏泄功能失常有关，所以，精神愉快、情趣稳定、气机条达，对预防胁痛有着重要的作用。

慢性胰腺炎

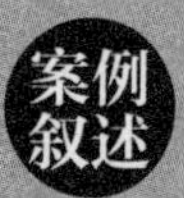

56岁女性，诊断糖尿病5年，现以胰岛素注射治疗，血糖控制尚可。2个月前开始间断出现左上腹痛，偶见恶心、腹泻，来医院行胃镜检查示：慢性浅表性胃炎伴胆汁反流。患者诉51岁时因胆囊结石行胆囊切除术。服用抑酸药物及铝碳酸镁片等治疗后未见好转反而加重，遂行腹部CT检查，发现胰腺可见多个钙化点，结合病史和症状，考虑为慢性胰腺炎，遂予镇痛、生长抑素等药物进一步治疗。

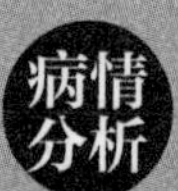

慢性胰腺炎（chronic pancreatitis，CP），西医认为是由多种原因引起的胰腺实质局限性、节段或弥漫性的慢性炎症，导致以进行性胰腺组织破坏、间质纤维增生、钙化为基本病理改变，最终导致胰腺内、外分泌功能部分或完全丧失的胰腺慢性炎性疾病。慢性胰腺炎的发病率很难准确统计，有结构异常的可无任何症状。近年来慢性胰腺炎发病率有所增高，可能与酒的消耗量逐年增加有关，慢性胰腺炎多见于中老年人，高峰年龄为50～54岁和65～69岁，男女比例为2.3～3.9：1。慢性胰腺炎患者发展为管状腺癌的风险大约为5%。

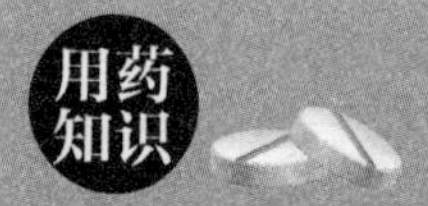

1. 慢性胰腺炎的发生有哪些常见原因?

饮食因素：西方国家70%～90%的慢性胰腺炎与长期饮酒有关，酒精导致胰腺炎症病变的风险随着饮酒量的增加呈对数增加，饮酒＞150g/天，持续5年或60～80g/天，持续10年将发展为慢性胰腺炎。酒精及其代谢产物的细胞毒性作用可直接损伤胰腺实质和胰管系统，同时刺激星状细胞分泌细胞外基质。然而大量酗酒者中只有少数发展成为慢性胰腺炎，提示其存在重要的辅助因素，如饮食过多导致脂肪和蛋白过剩、抗氧化能力不足、微量元素缺乏及吸烟等。

胰胆管疾病：我国慢性胰腺炎的主要病因为胆道系统疾病，占

40% ~ 60%，其中胆系结石约占胆道疾病的 77%，其他依次为胆囊炎、胆管狭窄、奥狄括约肌功能障碍和胆道蛔虫。各种因素引起胰管梗阻，导致梗阻远端胰腺实质发生炎症性病变。梗阻性胰腺炎是慢性胰腺炎中的特殊类型，随着梗阻解除其病变可以逐渐改善。

环境因素：热带型胰腺炎 (tropical pancreatitis) 是印度、非洲、巴西和南美洲地区最常见的慢性胰腺炎，丝氨酸蛋白酶抑制剂 Kazal1 型（SPINK1）基因突变在其发病因素中至关重要，此病最终引起胰腺内分泌功能不足。

免疫因素：自身免疫性慢性胰腺炎病理学上表现为胰腺明显的淋巴细胞浸润并有胰腺的纤维化，导致胰腺功能障碍，故也称为淋巴浆细胞硬化性胰腺炎。病因、病机尚不清楚，特征是表达自身抗体，免疫球蛋白水平增高，胰腺增大并伴有淋巴细胞浸润，胰腺导管堵塞。可伴有其他自身免疫疾病，如干燥综合征、原发性胆汁性肝硬化、原发性硬化性胆管炎。

遗传因素：包括囊性纤维化和遗传性胰腺炎 (hereditary pancreatitis)，遗传性胰腺炎是一种常染色体显性遗传疾病，伴有 80% 外显率的胰蛋白酶原基因突变，突变后产生的胰蛋白酶原激活异常机制可引起坏死纤维化反复发生。此病罕见，约占慢性胰腺炎 1%，主要见于儿童及年轻患者。

代谢障碍：高血钙症、高脂血症等代谢障碍使胰管内蛋白质沉淀物、蛋白栓、结石等阻塞主胰管或小胰管，使管内压力增高，导致腺泡和小导管破裂，损伤胰腺组织、胰管系统，逐渐形成胰腺慢性炎症和纤维化。

2. 慢性胰腺炎常见的症状是什么？

临床表现是慢性胰腺炎的重要诊断依据，其症状轻重不一，轻者可无明显主诉，或仅有轻微的消化不良；重者可出现严重腹痛、消化不良及糖尿病等。

腹痛：腹痛是慢性胰腺炎最常见的症状，但无明显特点。一般位于中上腹部，也可见于左上腹，右上腹较少见，疼痛可放射至背腰部。

腹痛常由饮酒、饱食、进食高脂肪食物或疲劳诱发。轻者仅表现为隐痛或钝痛，重者可出现剧烈腹痛或钻痛，常伴恶心、呕吐。发病初期表现为间歇性疼痛，随病情进展发作频度增多，持续时间延长，最后可发展为持续性上腹部疼痛。

疼痛常与体位有关，前倾坐位或侧卧屈膝位时疼痛可减轻，平卧位时常加重，称为胰性疼痛体位（pancreatic posture）。进食、饮酒、高脂肪餐均可诱发腹痛，患者往往因惧食而限制食量，导致体重下降，营养不良，生活质量下降、日常活动受限。腹痛发生机制主要与胰腺内神经受炎性介质刺激和神经受损、胰管阻塞造成的胰管内压增高等因素有关。

消化吸收不良：胰腺具有很强的代偿能力，大多数腺泡组织受损后才会出现胰腺外分泌功能不全，脂肪、蛋白、碳水化合物吸收障碍，表现为进食后出现上腹饱胀不适，食欲减退，恶心，呕吐及厌油腻等消化不良症状，严重者还可出现腹泻、脂肪泻等。胰脂肪酶分泌量下降至正常的10%以下发生脂肪泻（steatorrhea），表现为排便次数增多（可多达一日十余次），粪便多呈泡沫样，有恶臭，表面可见发光的油滴，粪便镜检可见脂肪滴和未消化的肉质纤维。由于胰腺分泌的消化酶减少引起的脂肪吸收不良，导致脂溶性维生素A、D、E、K缺乏，引起夜盲症、出血倾向、皮肤粗糙等。长期脂肪吸收不良会引起消瘦及营养不良。

糖尿病：慢性胰腺炎导致胰岛细胞破坏，胰岛功能受损，胰岛素分泌减少。60%为隐性糖尿病，10%~20%为明显的糖尿病。早期可出现糖耐量下降，随病情进展出现糖尿病症状，严重者出现神经、血管、肾脏、视网膜病变等糖尿病并发症。

黄疸：约20%慢性胰腺炎患者后期出现梗阻性黄疸症状。主要由于胰腺组织水肿、炎症及纤维化病变累及胰胆管，导致梗阻。

精神神经系统：在慢性胰腺炎可出现神经精神系统症状，较少见。轻者可仅表现为全身衰弱、疲倦乏力、耳鸣、心慌、心动过速、多汗、血压不稳、失眠、焦虑、激动、感觉异常等。重者可见谵妄、意识障碍、各种带迫害性质的幻觉等症状。

胰管结石：在50% ~ 90%的慢性胰腺炎患者中存在，并且是慢性胰腺炎的一个特征性改变。目前，普遍认为胰管结石是慢性胰腺炎的结果，而不是导致慢性胰腺炎的病因。

其他：酒精性慢性胰腺炎可见肝硬化、肝大体征；胆原性慢性胰腺炎可见发热症状；少数患者可见胰原性胸腔积液、腹水等。

3. 中医如何看待本病?

中医认为本病多因外感时邪、饮食不节、情志失调、脏腑虚弱等引起。

本病以腹痛为主要症状者寒证的主要病机是寒邪凝滞，中阳被遏，脉络痹阻；热证为湿热内结，气机壅滞，腑气不通。

以腹胀为主要症状者实证的主要病机为肝气郁结，气机不畅，疏泄失司；虚证的病机为脾胃虚弱，健运失职，升降失司。

以腹泻为主要症状者实证的主要病机为肝气不舒，横逆犯脾，脾失健运；虚证为脾虚失运，清浊不分。

以恶心呕吐为主要症状者实证的主要病机为肝气不疏，横逆犯胃，胃失和降；虚证的为脾胃气虚，纳运无力，胃虚气逆。

出现黄疸者的主要病机为湿热砂石郁滞，困遏脾胃，肝胆失疏，胆汁泛溢。

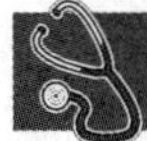

4. 中医药如何治疗本病?

中药治疗疗效肯定。

- 以寒邪内阻证为主，建议可予良附丸合正气天香散。
- 以湿热中阻为主，可予龙胆泻肝汤、牛黄解毒丸等。
- 以肝气犯胃为主，可予柴胡疏肝散、左金丸等。
- 以胆腑郁热为主，可予大柴胡汤。
- 瘀血阻络证为主，可予血府逐瘀胶囊，也可口服清胰片。
- 腹泻多以脾胃虚弱证为主，采用参苓白术散加减。

5. 常用的中成药有哪些?

血府逐瘀胶囊：活血祛瘀，行气止痛。口服，一次 6 粒，2 次 / 日，小儿酌减或遵医嘱。30 日为 1 个疗程。连服 2 ~ 3 个疗程。用于气滞血瘀证。

清胰片：疏肝理气，清热通便。口服，一次 3 粒，3 次 / 日，小儿酌减或遵医嘱。30 日为一个疗程。连服 2 ~ 3 个疗程。用于肝气犯胃或胆腑郁热证。

左金丸：疏肝泻火，和胃止痛。既可温开水送服，又可作汤剂或散剂。一次 3 ~ 6g，2 次 / 日。小儿酌减或遵医嘱。30 日为 1 个疗程。连服 2 ~ 3 个疗程。用于肝气犯胃证。

牛黄解毒丸：舒肝理气，清热攻下。口服，一次 4 片，2 次 / 日。小儿酌减或遵医嘱。半个月为 1 个疗程。连服 2 ~ 3 个疗程。可用于肝气犯胃或胆腑郁热证。

6. 慢性胰腺炎日久失治有什么不良后果?

慢性胰腺炎日久失治误治可见众多以下并发症。

胰腺假性囊肿

由胰管梗阻、炎性狭窄或胰管破裂导致胰腺假性囊肿，囊液多清澈，少数微浑浊，含高浓度的淀粉酶。多单发，小囊肿可无任何症状而自行消失。巨大假性囊肿通常位于胰头部，偶可在腹部体表触及边界分明的包块，压迫周围脏器时引起胆道梗阻、门静脉高压及十二指肠梗阻等并发症，导致黄疸、食管胃底静脉曲张、恶心呕吐等症状。假性囊肿破裂形成内瘘，导致消化道出血，侵及大血管还会导致腹腔出血。

邻近空腔脏器梗阻

- **胆道梗阻**：表现为上腹部疼痛不适，黄疸，发热，白细胞计数升高等急性胆管炎症状。若黄疸持续慢性进展，可发展为胆汁淤积性肝硬化。
- **消化道梗阻**：表现为厌食，恶心，呕吐或腹痛等。
- **门静脉高压**：表现为脾大，食管胃底静脉曲张等。

消化道出血

由于止痛药（非甾体类抗炎药）使用过多所致；假性囊肿及纤维化引起的门静脉高压导致食管胃底静脉曲张破裂或胃糜烂；假性囊肿侵及胃及十二指肠消化酶腐蚀相应血管；酒精性慢性胰腺炎常合并出血糜烂性胃炎，剧烈呕吐诱发贲门撕裂症引起出血。

消化性溃疡

特别是十二指肠溃疡，在慢性胰腺炎患者中非常普遍。

胰腺癌

3.6% ~ 5% 的慢性胰腺炎患者合并胰腺癌，常有进行性腹痛加剧、消瘦、黄疸。

其他

少数患者可出现胰源性腹腔积液，多由胰腺囊肿破裂所致，腹腔积液淀粉酶显著高于血淀粉酶；个别患者可发生多发性脂肪坏死，皮下脂肪坏死多见于下肢，骨髓脂肪坏死多发生在长骨；少数患者可见忧郁、躁狂、性格改变等精神症状。

7. 慢性胰腺炎患者日常应注意什么?

- 患者须绝对戒酒、避免暴饮暴食。
- 发作期间应严格限制脂肪摄入，脂肪摄入量限制在总热量的 20% ~ 50% 以下，一般不超过 50 ~ 75 g/ 日。

因长期胰酶分泌不足，食物不能有效消化吸收，致严重营养缺乏，应当补充短链或中链脂肪酸，分子小，口服可直接吸收，用以补充脂肪。

长期脂肪泻，脂溶性维生素缺乏，应补充维生素 A、D、K、E 等，同时注意补充维生素 B_{12}、叶酸、铁、钙、钾等。病情严重的患者，最好通过静脉补充较全面的营养物质。

伴糖尿病的患者，按糖尿病处理原则处理，合理控制血糖。

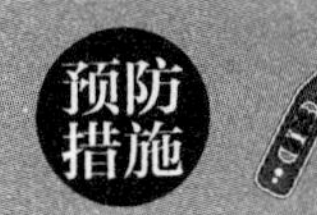

预防措施

积极防治胆道疾病，胆道疾病是老年人的常见病、多发病，积极防治胆道疾病是预防老年人慢性胰腺炎的重要措施；积极防治高脂血症、高钙血症等。

预防急性发作，慢性胰腺炎的发病可能与急性胰腺炎未彻底治愈有关。因此，患有急性胰腺炎患者必须积极治疗，治愈疾病。

戒酒，长期酗酒易引起慢性酒精中毒，酒精中毒是慢性胰腺炎的重要发病原因之一。

饮食有度避免饱食，防止暴饮暴食，饮食宜清淡、低脂、高蛋白、少食辛辣。

尽量注意避免不良精神刺激因素如生气、忧郁等，因生气、忧郁使免疫系统功能降低，慢性炎症更难以消除，防止过度紧张，保持心情舒畅。

小贴士

慢性胰腺炎患者饮酒、吸烟、肝硬化、高龄是死亡率增加的主要因素。

酒精性慢性胰腺炎的预后一般不乐观。虽然若干年后，疼痛可逐渐减轻，但多数病例在 10 年以后仍有疼痛。

中成药药名索引

附录